中文翻译版

转化医学的研究与探索
——解读 NIH-CTSA 2.0

The CTSA Program at NIH：Opportunities for Advancing Clinical and
Translational Research

Alan I. Leshner

Sharon F. Terry　主编

Andrea M.Schultz

Catharyn T. Liverman

时占祥　译

科学出版社

北 京

图字：01-2014-1522 号

内 容 简 介

本书详细介绍了 NIH–CTSA 项目的愿景、架构、基金资助情况及CTSA 联盟委员会的调研报告，并对美国公共卫生与医疗保健模式变革的大环境、转化医学发展历程及转化医学研究案例进行了阐述；重点介绍了CTSA 项目的管理模式与运行机制、战略合作、评估机制及最佳转化医学研究实践；简述了转化医学教育、社区参与转化医学研究的机遇与挑战等。同时，为方便读者理解，译者还增加了相关知识的注释内容。

本书适合转化医学中心建设者、转化医学研究领域的管理者及从事转化医学研究相关的学者参阅。

图书在版编目（CIP）数据

转化医学的研究与探索：解读 NIH-CTSA 2.0/（美）莱什纳（Leshner，A. I.）等主编. 时占祥译. —北京：科学出版社，2014.6

书名原文：The CTSA Program at NIH：Opportunities for Advancing Clinical and Translational Research

ISBN 978-7-03-040805-1

Ⅰ.转… Ⅱ.①莱… ②时… Ⅲ.医学—研究 Ⅳ.R

中国版本图书馆 CIP 数据核字(2014)第 113327 号

责任编辑：王 丽 杨小玲／责任校对：郑金红
责任印制：赵 博／封面设计：陈 敬

科 学 出 版 社 出版

北京东黄城根北街 16 号
邮政编码：100717
http://www. sciencep. com

中国科学院印刷厂 印刷
科学出版社发行 各地新华书店经销

*

2014 年 6 月第 一 版 开本：B5（720×1000）
2016 年 1 月第二次印刷 印张：10 3/4
字数：248 000
定价：56.00 元
（如有印装质量问题，我社负责调换）

CTSA 基金项目评审专家委员会成员

ALAN I. LESHNER	美国科学促进协会(AAAS)，华盛顿特区
SHARON F. TERRY	遗传疾病联盟，华盛顿特区
SUSAN AXELROD	美国癫痫疾病研究中心，芝加哥，依利诺伊州
ENRIQUETA C. BOND	宝来惠康基金会，马歇尔市，弗吉尼亚州
ANN C. BONHAM	美国医学院校协会，华盛顿特区
SUSAN J. CURRY	依阿华大学，依阿华州
PHYLLIS A. DENNERY	宾夕法尼亚大学，费城，宾夕法尼亚州
RALPH I. HORWITZ	GlaxoSmithKline 制药公司，普鲁士国王郡市，宾夕法尼亚州
JEFFREY P. KAHN	约翰·霍普金斯大学，巴尔地摩市，马里兰州
ROBIN T. KELLEY	美国国家少数民族艾滋病委员会，华盛顿特区
MARGARET MCCABE	波士顿儿童医院，马赛诸塞州
EDITH A. PEREZ	梅奥诊所，杰克逊维尔市，佛罗里达州
CLIFFORD J. ROSEN	缅因州医疗中心研究所，士嘉堡市，缅因州

美国医学科学院(IOM)健康科学政策咨询委员会成员

CATHARYN T. LIVERMAN	项目总监
ANDREA M. SCHULTZ	项目总监
MARGARET A. MCCOY	项目主任
CLAIRE F. GIAMMARIA	副研究员
JUDITH L. ESTEP	助理研究员
ANDREW M. POPE	健康科学政策委员会成员

撰写顾问

VICTORIA WEISFELD	编辑

译 者 序

子曰："温故而知新，可以为师矣。"

——《论语·为政篇》

近年来，随着美国国立卫生研究院(NIH)倡导建立并推进临床与转化医学学科领域的发展，国内医学界对此前沿领域的关注也在不断升温。通过各种交流活动，国内专家学者增进了对美国临床与转化医学中心的了解，对 NIH 临床与转化医学基金项目(NIH Clinical and Translational Science Awards Program，NIH-CTSA 项目)已经不再陌生了。

20 世纪末，由于临床研究仍未能解决某些疾病的诊疗问题，而基础研究的成果又无法被有效地转化成为有益于患者疾病诊治的手段，因此，政府及医学界都开始质疑现行的医学研究模式并思考未来的发展导向。NIH 适时地提出了临床与转化医学实践，并成立 CTSA 基金项目，通过该基金项目在全美资助建立了61 家临床与转化医学科学中心或研究院。在 CTSA 项目进入升级阶段(CTSA 2.0)，NIH 再次意识到这是总结过去、思考未来的关键时刻。

为此，NIH 邀请美国医学科学院(Institute of Medicine，IOM)调研和评估 NIH-CTSA 项目。IOM 是美国公共卫生与生物医学领域中独立的、最权威的咨询机构，专家咨询委员会确立的 CTSA 项目调研目标简明扼要，即"做了什么、做得怎样？今后的发展导向是什么？CTSA 项目是否有必要存在或如何完善？"因此，IOM-CTSA 调研报告既是对这些内容的具体描述和分析，又是对转化医学科学实践的更高层次的研究与探索。

IOM-CTSA 调研报告归纳和总结了 CTSA 项目 7 年来的整体指导思想与实践，包括 CTSA 项目自身的发展与完善、各具特色的临床与转化医学中心现状等。具体地讲，第 2 章回顾了 NIH 提出临床与转化医学的发展历程，包括 CTSA 项目与 NIH 资助长达 40 年之久的临床研究中心项目(GCRC 项目)的相关性，以及明确了临床与转化医学研究的定义和范畴等。第 3 章介绍了临床与转化医学研究的相关背景与案例，包括目前美国公共卫生与医疗保健模式的变革，开展临床与转化医学研究应当以循证公共卫生与医疗保健系统(learning health care system)为导向，这对全面理解转化医学研究有着重要的现实意义。第 4 章探讨了 CTSA 项目管理模式与运行机制，特别强调了 NIH 促进转化科学发展中心(National Center for Advancing Translational Sciences，NCATS)的领导作用。第 5 章总结并建议在统一和优先发展领域中，各个 CTSA 中心应发挥的优势，建立更广泛的联盟合作，特别支持社区参与转化医学研究的全程，阐明了转化医学研究只有关注并研究社区健康和患者疾病问题，才可能真正、有效地促进科学成果的转化，最终解答医学科学命题。

回顾生命科学前沿领域在 21 世纪第一个 10 年的发展时，IOM-CTSA 调研报告认为，NIH 倡导临床与转化医学研究是在尝试改革生命科学研究的运行模式、拓展生命科学的内涵与外延，树立协同合作的新规则，特别强调"转化医学是以团队为基础的科学实践(team-based science)，必须建立合作、共享资源；重点关注领域应包括培养交叉学科的研究型人才；以社区参与转化医学研究为支柱；加强儿童健康的转化医学研究等"。

至此，我们也领悟到了开展临床与转化医学研究也许是解决当前基础研究与临床医学实践衔接不紧密、科研成果转化不畅的一剂"良药"。但在实践中，由于触及现存科研管理体制和运行机制的"桎梏"或障碍，在中国建立和发展转化医学科学领域不可能一蹴而就。因此，我们衷心地期望读者能从 IOM-CTSA 调研报告中有所领悟、有所发展。根据自身需求，拓展甚至创新符合中国国情的临床与转化医学研究的理论和实践。诚然，不同的社会制度有着不同的公共卫生与医疗保健体制、不同的科研环境和教育方式。但是，我们都面临着同样的人类疾病，都期盼着通过严谨的科学研究转化成果，找出更好、更有效的诊疗与预防措施。

在翻译此书的过程中，除了忠实地翻译原文，译者还对其中一些重要内容的背景做了注释，并通过与 NIH-NCRR 原主任 Dr. Barbara Alving 的访谈交流了有关见解。限于经验有限，肯定有误解和不妥之处。希望读者在阅读过程中提出宝贵意见，共同推动中国临床与转化医学事业的健康发展。最后，也对参与本书翻译和文稿整理工作的杨颖老师(海军总医院)和李英丽老师(全球医生组织北京代表处)表示衷心的感谢。

时占祥
全球医生组织(GlobalMD)中国总代表
中华国际医学交流基金会"临床与转化医学专项基金"负责人
2013 年 12 月 25 日

前　言

美国政府与私营企业在公共卫生和医疗保健领域已经分别投入了巨资，以保障社会民众更好地享有公平的、高质量的医疗保健服务，但各界还是一致认为在许多方面急需改革以降低医疗成本，提高服务质量。与此同时，由于美国历来重视投资生物与医药领域的科学研究与创新探索，这也为社会获得先进技术、新的预防和诊疗方案提供了可能性。美国国立卫生研究院(National Institutes of Health，NIH)倡导临床与转化医学研究也正是为了承诺和保障转化有效的研究成果与方法，以期提高国民的医疗服务水平和改善公共卫生大环境。事实证明投资科学研究，开发创新工具和研究方法(例如，信息学技术、科研基础设施建设、专业教育和培训等)是必不可少的，这也是将基础研究中的创新、有希望的成果和发现转化进入临床验证与应用，以及保障医院医疗服务和家庭健康保健的必需环节。

2006 年，NIH 打破了原有资助临床研究项目的模式(NIH-General Clinical Research Center Project，NIH-GCRC 临床研究中心项目)，正式设立了临床与转化科学基金项目(Clinical and Translational Science Awards，CTSA)，旨在促进和加快临床与转化医学研究实践。NIH 深知废除陈旧的模式，开拓崭新举措，实现崇高而又具有挑战的目标，不是那么轻而易举的。

2012 年，美国医学科学院(IOM)领导的专家咨询委员会对 NIH-CTSA 项目及其进展进行调研评估，目的是为使国家能够更好地、更有效地利用这项重要的研究资源，为继续推进 CTSA 项目而铺平道路，同时，也是为了辅助临床和转化科学领域的发展而提出建设性意见。关于 CTSA 项目的现状，IOM 专家委员会从CTSA 项目重要性与未来发展机遇这两个核心方面提出了宝贵建议。IOM 专家咨询委员会得出结论是：在初步完成的阶段中，CTSA 项目成功地营造了临床与转化医学"家园"的协作氛围，建立了转化医学的教育与培训机制，为发展临床和转化医学研究开发了必要的辅助工具，并且形成了诸多战略合作伙伴关系。与此同时，根据 NIH 要求，IOM 专家咨询委员会也为 CTSA 项目下一阶段——CTSA 2.0 的工作提出了建议，针对应当改进和需要完善的重点领域。

CTSA 项目的发展愿景的确令人兴奋，同时也责任重大。可以肯定地讲，实现 CTSA 项目的战略目标，将为转化预防与诊疗的创新方法、验证和应用于临床实践带来巨大的影响和发展潜力。我们也清醒地意识到现存科研机构的体制、辅助研究与资源保障，以及研究方法等诸多方面的改革，依然是阻碍重重。因此，为推动临床和转化医学事业向前发展，我们必须建立强势的领导决策机制，形成具有开创性的战略合作伙伴关系，努力完成各 CTSA 中心对 CTSA 项目预期目标所做出的承诺。

能带领这个由众多顶级专家所组成的审评专家委员会以及出色的工作人员团队是我们医学科学院(IOM)的殊荣。正是因为各位专家们的辛勤工作，使得我们能够全面客观地了解和认知这个庞大而又复杂的项目；探讨如何更好地发挥其潜力，使该项目发展得更好。基于各位专家们精湛的专业知识和无私奉献，我们尽可能地用既深刻又明确的言语表达出了我们共同的信念。

在此，我们非常感谢所有参加访谈调研的专家，感谢他们参加评审专家委员会所召集的各项研讨活动，提供真实案例和演讲内容等。我们也非常感谢 NIH 国家促进转化科学中心(NCATS)工作人员所给予的积极支持和配合。最后，IOM 专家委员会诚挚地感谢众多科研人员为完成此调研活动所给予的各种形式支持和建议。

时至今日，NIH-CTSA 项目已初见成效，并展示了巨大潜力。我们坚信 NIH-CTSA 项目能够进一步促进临床和转化医学的发展，最终影响和完善人类社会健康事业的发展。在未来几年内，我们期待着这种潜力和理想早日得以实现。

Alan I. Leshner　主席
AAAS/Science 首席执行官
Science 总编辑

Sharon F. Terry　副主席
临床和转化科学基金(CTSA)项目评审专家委员会
NIH 附属国家促进转化科学发展中心(NCATS)

目　　录

第1章 概　　述

在过去的半个世纪里，生物医学研究领域迅猛、倍增式拓展，许多的新发现和新知识被用于保障和不断提高人类的健康水平。然而将基础与临床研究成果转化到临床应用和社区保健服务实践一直是一个漫长而又复杂的过程，呈现在患者面前的和社区民众获益的科研成果可能已是多年前的成果了。正因为如此，NIH深刻地意识到需要新的动力来推动临床与转化医学研究，为此，NIH在2006年正式建立了临床与转化科学基金(CTSA)项目。

NIH建立CTSA项目旨在"为开展原创性的临床与转化医学研究实践提供所有可能的、有形和无形的综合资源支持"，而CTSA基金项目资助建立的临床与转化医学中心(CTSA中心)则是作为"催化临床与转化医学的政策，鼓励担负起开展临床与转化医学研究的实验基地，最终，将最佳经验推广应用到全美各地区的临床与转化医学研究实践中去"。CTSA项目实施7年至今，从最初资助建立的12所临床与转化医学中心，已扩增到覆盖全美的61所临床与转化医学中心，这些CTSA中心分别隶属于各个大学院校的医学健康研究中心等。由此可见，该项目已经取得了初步成效，实现了最初的预期目标：重塑美国医学院校以及科研机构的临床与转化医学研究，逐步形成全国范围的转化科学协作网络。

2012年，NIH邀请美国医学科学院(IOM)并组成特别专家委员会开展一项关于CTSA项目的调研活动，以期达成共识[1~3]。该调研项目旨在根据其进展现状评估CTSA项目的使命与战略发展目标，以及其改变的必要性，为今后工作提出建议。

IOM专家委员会还审议了NIH国家促进转化科学发展中心(NIH-NCATS)提出的CTSA项目建议和实施方案，包括如何加快研发疾病的创新疗法、促进以疾病为目标的个体化诊疗方案、开展儿童健康与疾病的医学研究等，建立CTSA中心与NIH附属院所或中心开展更紧密的协作关系，提高NIH其他资助项目资源的综合利用等。

为完成此调研工作，IOM邀请了13位专家组成调研项目专家委员会[4]，这些专家们各自拥有不同领域的丰富实践经验，包括社区医疗健康服务、公共卫生与政策法规、生物医学研究伦理、教育与培训、医药研发、科研项目审评管理、生物基础研究与临床医学，以及儿童健康相关的研究等。可以说，各位专家的丰富阅历与实践经验涵盖了临床与转化医学研究的整个范畴。

IOM专家委员会结合CTSA项目现状和进展得出的总体结论是：为推动临床与转化医学学科进展，CTSA项目发挥了其显著的作用。因此，NIH对该项目的投资不仅物有所值，而且在不断完善的基础上，该项目还会更有实效地促进临床与转化科学的全面发展。

（一）CTSA 项目

事实上，CTSA 项目起源于 NIH 资助建立的临床研究中心项目(NIH's General Clinical Research Center，GCRC 项目)。在过去的 40 年里，NIH-GCRC 项目为建设临床研究基础设施提供了必要的资金支持。2004 年，NIH 提出了现代医学研究发展的路线图，作为其中的核心部分，NIH 领导层倡导并建立了促进转化医学领域发展的 CTSA 基金项目。2006～2011 年，由 NIH 附属国家研究资源中心(NCRR)负责管理 CTSA 基金项目。2012 年财政年度伊始，NIH 又创建了国家促进转化科学发展中心(NCATS)取代了 NCRR 的职能，由此，CTSA 项目成了 NCATS 的核心组成部分和首要工作。

NIH-CTSA 项目基金资助建立临床与转化医学中心是按照合作协议模式，5 年为一期给予资金支持。各个中心获得年度 CTSA 基金 400 万～2300 万美元。在 2012 年财政年度中，CTSA 项目总预算基金为 4.61 亿美元。事实上，建立既具有活力又朝气蓬勃的临床与转化医学中心不仅需要 CTSA 项目的资金支持，还需要其所属大学院校或科研机构提供的人力、物力甚至财力的支持与承诺，尽管 NIH 并没有要求上级主管部门或院校承诺对该项目给予配比资金支持。在本调研中，专家委员会也无法归纳任何可量化的数据来佐证主管院校所给予的资金支持或实际贡献，但在访谈中，许多专家学者列举了所在科研机构和大学院校的高层主管对 CTSA 项目的大力支持[5]。

在全美范围内，NIH-CTSA 项目共资助建立了 61 所临床与转化医学中心和(或)研究院，每个中心设立了广泛而又丰富的专业培训课程和辅助科研活动，以协助研究人员找寻有前途的临床诊疗方案，并且迅速地向前推进临床实践应用。支持科研的辅助项目包括了建设核心设施和生物医学信息技术；给予预试验的资金支持，提供政策法规咨询服务；提供生物统计学、流行病学、试验方案设计，以及职业道德和医学研究伦理的咨询服务；招募参与临床试验的受试者；与社区建立合作关系并邀请社区参加和提供研究参与者的资源并开展和交流互动。

从 CTSA 项目启动伊始，NIH 提出 CTSA 项目的目标是建立全美范围的协作联盟，筛选并积极推荐最佳转化研究经验。为此，CTSA 项目经过自身的发展以及各方面的共同努力，已成立了不同形式和各种规模的 CTSA 联盟机构，负责和督导众多委员会的研究合作等。CTSA 联盟则接受 3 个执行委员会的督导和咨询，即 CTSA 项目执行委员会、督导委员会，以及儿童健康研究监督委员会。此外，随着 CTSA 项目整体的推进与拓展，又组成了 5 个战略目标委员会，其成员是由那些临床与转化医学中心的核心负责人(PIs)、研究人员和其他科研人员等组成，旨在共同探讨跨学科领域的研究合作问题。此外，CTSA 联盟机构还包括了 14 个核心研究项目委员会(即一些专题研究兴趣小组、探索试验小组、工作项目小组等),他们彼此之间相互促进,共同研究并确定最佳转化研究的实践方法。

2011 年 11 月,通过项目申请公开竞标方式,范德堡大学(Vanderbilt University)又获得了 NIH-CTSA 项目的专项资助负责组建 CTSA 协调中心。该 CTSA 协调中心通过执行一系列工作来规范和协调 CTSA 联盟成员之间的交流活动,努力推广最佳实践经验,提供各种方便保障共享获取科研工具和研究资源等,最终目的是促进和加强 CTSA 中心之间的协作,其中 CTSA 协调中心的部分工作是利用 www. CTSACentral. org 平台来完成的。

(二)CTSA 项目的背景与期望

实际上,CTSA 项目并非独立而行的,它不仅依托于泛化的临床与转化医学生态系统,同时,还在日趋复杂和不断变化的公共卫生与医疗保健体制中起着也至关重要的作用。数十年来,美国积累的创新与技术进步、生物基础科学与医学研究成果、临床医学与公共卫生健康领域的发展和进步,为延长人类预期寿命、改善个人与社会群体的健康水平做出了卓越贡献。然而,科学发现步伐的加速也成了美国公共卫生和医疗保健体制日益复杂化的原因之一,并且,客观上造成医疗质量参差不齐和服务成本不断地攀升。

在美国社会中,各界人士参与公共卫生科研事业和支持医疗服务体制改革的热情不断高涨,医疗服务保险机构与研究人员共同设计和尝试更好的医疗服务方案,评估现行标准和管理模式,或根据社区和特殊群体的需求开展具有针对性的临床研究活动。诸如此类的研究结果不断地影响着目前临床诊疗实践和科研模式,最终改善和提高社会整体的医疗健康水平,建立一个务实的、不断完善的公共卫生与医疗保健系统。而这一系统工程概念正是建立在转化“我们知道什么”成为“我们应当做什么”的实践中。该医疗服务系统承诺了转化更多的科技成果与应用,包括创新科技研究能力、市场机遇和政策导向等。因此,临床与转化医学实践是存在于、并为之所服务的公共卫生与医疗保健大系统之中。

CTSA 项目已成功地使 CTSA 中心成为了其所在大学或院校开展临床与转化医学研究的焦点。而 CTSA 项目下一阶段所面临的挑战就是 NCATS 所定义 CTSA 2.0 的目标:为全国 61 家临床与转化医学中心确定其未来发展目标,并且建立全面的激励机制。使它们彼此相互之间形成一个全国性的协作网,包括各自内部或与其他研究机构之间开展持续性的合作;包括与 NIH 附属院所和研究中心,以及社区机构、企业和其他生物医药机构的合作伙伴关系等。IOM 专家委员会期望:应将目前依然比较松散的 CTSA 项目协作架构升级成为一种更紧密的协同网络式架构,这种升级模式的进一步完善将促进发展一种转化通道模式,实现共享最新诊疗方法与疾病预防干预方案,共享创新转化研究方法和最佳实践经验;通过提高领导者信息化管理标准和政策执行力度而促进研究资源的合理化利用等。

为此，专家委员会拟定了针对 4 个关键领域的改革建议：

（1）积极执行与维护 CTSA 项目的领导力：进一步强化 NCATS 领导地位，根据 NIH-CTSA 合作协议规定，加强对 CTSA 项目总体方案和布局规划的管理。而体现 NCATS 领导力的具体方式，应当包括 NCATS 领导者积极参与 CTSA 中心的监管；参与建立社区合作伙伴关系，以及确保在 CTSA 项目总体设计中其他方案的有效实施，最大程度地发挥各自的优势，为其他合作伙伴和 CTSA 项目协调中心的未来发展方向提供指导和参考。

（2）开展务实、有成效的合作：CTSA 项目应把握和评估 CTSA 中心彼此之间，以及各自内部有建设性意义和富有成效的合作。继续支持建立真正的科研合作伙伴关系，包括与 NIH 附属院所和研究中心；与其他科研机构和中心或实体组织机构，例如，患者团体组织、社区、公共卫生和医疗保险机构、企业及政策法规监管机构等。

（3）开发并提倡广泛共享创新研究资源：在拓展临床与转化医学领域过程中，全面发挥 CTSA 项目加速器的作用，支持科研人员与其他辅助人员的合作，共同开发科研项目、优化研究方法、共享最佳实践经验、应用医疗健康信息技术、辅助研究工具、政策规范及其他任何研究资源等。

（4）在初步成功基础上，继续加强培训与教育、社区合作建设以及儿童健康的研究：在这些领域中，CTSA 项目需要继续保持其强劲的发展与合作态势。因此，建立一支强大而又多元化的科研队伍，培养团队科学精神（team science）是必不可少的，而且是极为重要的。通过一系列转化研究创新活动，重点关注社区参与整个转化医学研究领域，解决社区与患者一系列的需求，由此也可以获得更多民众对开展转化医学研究的支持。CTSA 项目的职能还应解决和克服针对儿童健康研究重视不足的现象。

（三）CTSA 项目的领导力

CTSA 项目发展至今已具有了一个多层次、复杂的组织管理架构。项目的综合管理与监督机制包括了 NCATS、CTSA 资助建立的 CTSA 中心、各种形式的 CTSA 联盟委员会、各种不同研究目标的工作小组以及 CTSA 项目协调中心等。由于 CTSA 项目自身的管理架构和基金资助范围，使其从根本上就面临着巨大挑战，包括如何平衡自上而下（top-down）和草根（grass-root）两种截然不同的领导理念和管理模式。至今为止，在大部分情况下，该项目的管理模式仍然是依靠各自 CTSA 中心自发的精神和努力，以及他们的核心领导者的管理理念和经验。IOM 专家委员会认为，随着 CTSA 项目的不断向前发展，今后的工作必须强化集中领导力，NCATS 应承担此任，并且更加积极地督导 CTSA 项目的发展。

IOM 专家委员会期望 CTSA 项目的核心管理应由新成立的 NCATS-CTSA 项目督导委员会来承担。该督导委员会应负责 CTSA 项目的整体策划与监督指导；

协调 CTSA 中心之间的交叉协作活动；与外部研究机构的协同合作等。促进和鼓励 CTSA 中心与 NIH 附属院所和研究中心，以及 NIH 之外的科研机构开展协作；为传播和推广最佳实践，拟定设置新的 CTSA 创新基金的资助支持。

CTSA 项目下一步的战略规划需要明确 NCATS 的督导和引领地位，其使命也应当更新、明确其最终目标，并且与 NCATS 的使命保持一致。为塑造 CTSA 项目的最佳形象和实现未来发展愿景，应确定并传递更加清晰的、可评估的战略性目标。而这些可评估的战略性目标，将作为更高层、共同发展的指标和实施方案的基础，也可以作为公共宣传和展示项目进展的内容。目前，在 NCATS-CTSA 项目规划中，对评估各个 CTSA 中心的具体工作、CTSA 项目整体计划的实施与进展及如何实现最终目标还不十分清晰。尽管 CTSA 中心在开展转化医学项目的自我评估过程中，各个 CTSA 中心都分别取得了初步进展，但目前关于这些内容的报告还缺乏透明度、在更高层次上尚无共识评估标准，因此，在评估 CTSA 项目总体方案的实施情况就更加困难重重。

目前，改革 CTSA 项目的组织管理和整顿联盟机构应是未来一两年内战略规划中的一个重要工作。CTSA 联盟机构迫切需要精简，建议只保留那些与 CTSA 项目目标密切相关和优先等级的组织机构或联盟委员会。

建议 1：进一步强化 NCATS 对 CTSA 项目的领导力

应进一步加强 NCATS 对 CTSA 项目的领导力，在拓展临床与转化医学领域过程中，努力创新和推进改革。在实现 CTSA 2.0 升级过程中，NCATS 应当：

遵照和执行 NIH-CTSA 合作协议，积极参与 CTSA 联盟的活动；参与战略规划全过程，全面促进临床与转化医学的发展，制订可行的、可评估的整体发展目标及实现这些目标的具体方案；

作为整体规划与实践活动者，CTSA 项目支持所有阶段的临床与转化研究项目；同时，积极鼓励和提倡各院校根据自身的优势制订既灵活、又独特的临床与转化医学中心的管理运行模式；

加强与 NIH 附属院所和研究中心及其他科研协作网和企业的密切合作，形成战略伙伴关系；

建立 CTSA 创新基金支持试点研究课题，支持各个 CTSA 中心之间、CTSA 中心与 NIH 附属机构之间，和(或)其他公立或私营科研机构之间(如企业、政府其他机构、私募基金会及社区机构等)开展广泛协作；

将 CTSA 项目作为一个整体项目进行评估，寻找差距、弱点及其发展机遇，为实现这些发展机遇，建全合理化机制；

从 CTSA 项目中提炼出最佳实践和经验，并且广泛地宣传已取得的成果及其核心价值，为进一步合作寻求更多机会。

建议 2：重新配置和简化 CTSA 联盟机构

　　由 NCATS 和 CTSA 中心联盟机构联合组成一个 CTSA 项目督导委员会，该委员会承担责任，重新配置和精简 CTSA 联盟结构；

　　由 NCATS 核心领导人员出任该督导委员会主席；CTSA 中心主要负责人出任副主席；为 CTSA 协调中心规划未来发展方向，促进资源共享。

建议 3：在临床与转化研究全部范畴内，鼓励发展 CTSA 中心各自特色和优势

　　在 NCATS 领导之下，遵循 CTSA 项目的使命和既定目标，同时，各自 CTSA 中心也应依据自身的特殊优势而发展，因此，在整个临床与转化医学领域中，CTSA 中心应推动创新协作和研究方法、完善工作流程、开发辅助研究工具和合理化应用资源；

　　在教育、培训和科学研究方面，强调培养跨学科团队为基础的合作；

　　邀请患者及其家属、医疗服务保险机构和其他社区伙伴共同参与 CTSA 项目全过程；

　　加强与大学院校及其所属科研机构之间的交叉学术合作；

　　与企业、科研协作网、社区团体和其他科研机构之间建立合作伙伴关系；通过 CTSA 项目的合作交流，共享研究资源。

建议 4：建立项目规范化的审评机制与标准

　　为配合 CTSA 项目的任务与目标，评估 CTSA 项目与 CTSA 中心现状和发展，NCATS 应为 CTSA 项目与 CTSA 中心建立审评机制的规范与标准。

　　使评审机制有清晰一致的标准，并且评估创新指标具有可衡量性。因此，评估 CTSA 整体项目以及各 CTSA 中心的工作进展与成果，不能仅以发表学术论文数量和获得科研基金的多少作为标准。

（四）临床与转化医学的交叉领域

　　IOM 专家委员会认为在 3 个交叉领域中 CTSA 项目取得了初步成绩，并且有效地推进了临床与转化医学学科领域的发展。这 3 个领域是：培训与教育、社区参与和儿童健康的研究。上述这些努力与 CTSA 项目对科研基础设施建设的投入及所研究资源一起构成了在转化科学领域中美国国家的一项独特资源。我们将详细探讨这些内容，所有取得的进展仍需要进一步加强和巩固。

（五）临床与转化医学的培训与教育

　　能否保持临床与转化医学事业充满活力，这将取决于能否建立一支知识多元

化的科研团队。因此，临床与转化医学的培训与教育是 CTSA 项目中优先资助的
重中之重。所有 CTSA 中心都已设立了转化医学学科研究生培训课程，并且设有
各种类型短期培训班，包括本科生和博士前培训及研究人员与社区合作者的培训
等。NIH 资助的 KL2 和 TL1 培训基金项目也成了 CTSA 项目培训计划的一个重
要组成部分。在 2011 财政年度中，有 501 名学员获得了 KL2 培训基金资助，有
469 名学员通过 CTSA 项目参加了 TL1 培训计划。专家委员会期望并敦促增加更
多的培训方法和内容、更具有灵活性，使培训与教育内容更加多选化和个性化，
突出培训与教育的个性化需求和目标。

在吸引和留住研究学者和学员、特别是临床研究人员方面，采取个性化的培
训内容与灵活的教育方式是非常有价值的，也是必不可少的。NCATS 与部分 CTSA
中心应当引领培训与教育项目的革新：在临床与转化研究实践中，强调团队合作
为基础的培训。在院校层面上，开发针对临床和转化研究培训计划的评估机制，
奖励并且肯定那些推广最佳实践的研究人员。评估团队合作的新标准和基线是对
传统学业成功评价基准的补充，而传统模式更重视评估的个人科研成果和产品（例
如论文发表、获得新的科研基金资助等）。

建议 5：促进教育与培训的创新

作为 CTSA 项目的核心重点内容，NCATS 应指导、提供培训和教育内容。
为更好地培育具备综合科研能力的临床与转化科学研究新一代人力资源，
CTSA 项目应该：
应用教育与培训的创新模式和方法，包括培养科学团队合作、领导力、社
区参与和企业化管理理念；
在 CTSA 中心与其他协作机构合作中，共享优质量在线教育与培训课程；
鼓励并为研究人员提供一流的临床与转化医学职业化发展路径；
提供灵活与个性化的培训经验，为学员准备更适当的学位教育机会。

（六）社区参与转化医学研究

转化医学研究的最终目标是改善和提高人类健康水平。因此，转化医学研究
的全过程需要社区有意义和实质性的参与，包括从基础研究到社会学和人口健康
问题的转化研究等。至于社区是否能够全方位地助力临床与转化医学研究实践，
并且成为重要的途径，这点并非被所有人认可。但在社区参与过程中，与具有代
表性和发言权的成员建立合作伙伴关系，可以协助确定社区公共卫生需求和医疗
服务的优先项目等方面提供临床研究相关的数据信息。在制订临床试验方案时，
更能尊重文化习俗，提高招募参加研究项目参与者的成功率，最终能更有效地将

研究成果转化应用到和传播于社区公共卫生与医疗健康事业发展中。

在 CTSA 项目中，对社区参与临床与转化医学研究所取得的初步成绩应给予肯定。然而，在 NCATS-CTSA 项目未来发展规划中，作为 CTSA 项目计划的一部分，社区的参与功能依然不十分清晰和明确。在 CTSA 项目基金申请书中，尽管社区参与仍被标明具有特别重要的意义，IOM 专家委员会有理由担心如果没有对所有 CTSA 中心给出具体要求的话，其重要性可能会随之褪色。因此，支持并鼓励社区参与并且介入到转化医学研究的整体过程，坚信社区参与是构成 CTSA 项目不可缺少的核心内容之一，这些内容不仅需要保留，还应当给予扶持和扩展。

诚然，对许多科研人员来讲，在临床与转化医学研究中探讨社区参与的现实意义的确是一项新尝试，而且缺乏成功经验可寻，因此，NCATS-CTSA 项目必须为此给予明确的指导建议，并且有效地定义社区参与的可行性目标和期望。

建议 6：在临床和转化医学研究各个阶段中，确保社区参与活动

NCATS 和 CTSA 项目应确保患者及其家属、医疗服务保险机构以及临床研究人员，社区中有影响力的成员等参与临床与转化医学研究全过程。NCATS-CTSA 项目应该：定义并拓展社区参与的内涵，在 CTSA 项目申请与交流中要求应用此定义内涵；在所有临床与转化医学研究选题和项目决策过程中，确保邀请社区有影响力的成员积极地、且有实质性意义的参加；并在督导 CTSA 项目中起重要作用。

在各个 CTSA 中心与整体 CTSA 项目中，明确而又清晰地定义社区参与所期望的目标，推广社区参与的最佳实践经验；通过探索机遇和建立激励机制，鼓励更加多样化的社区参与模式。

（七）儿童健康的转化研究

在很长时间内，几乎所有药物和其他医疗健康方案安全性和有效性方面的研究只专注于成年人，而对儿童健康的研究，特别是药物和医疗器械的研发，以及儿童疾病预防措施的临床研究少之又少。因此，临床与转化医学研究迫切需要增加关于儿童健康的研究。IOM 专家委员会认为，CTSA 项目已经将加快与改善儿童健康的临床和转化医学研究项目放在了重要位置上，通过 CTSA 联盟的儿童健康研究监督委员会（CC-CHOC），CTSA 项目在简化和加速临床与转化医学研究方面已迈出了重要的一步。

为了进一步巩固这些所取得的初步成果，IOM 专家委员会认为，NCATS-CTSA 项目督导委员会应选择一些 CTSA 中心，它们既有全面的专业知识，在儿童健康研究领域又有丰富的实践经验，鼓励它们成为儿童健康转化研究领域的领航者。IOM 专家委员会认为这样做，不仅不会排斥其他 CTSA 中心参与儿童健康的转化研究项目，相反，这种方式还会集中精力鼓励和促进更多 CTSA 中心之间开展多中心合作。IOM 专家委员会还认为，CTSA 中心还应关注人类健康发展的整体过程，包括研究从青春期到成年发育的全部过程。

作为循证医疗保健系统(learning health care system)的一部分，儿童健康的研究应确保充分利用电子病例信息和基于研究实践的网络系统(a practice-based research network，PBRN)。应用这些研究方法和策略，不仅能够让研究人员有更好的机会理解临床实践中的现状与进展，也让儿童健康服务的提供者，患者本人、以及其家属更全面地了解新药的转化研究、临床疗效和预防性措施等。

建议 7：加强儿童健康方面的临床与转化研究

NCATS 与 CTSA 联盟机构的儿童健康监督委员会应当建立密切的合作关系，通过以下机制强化儿童健康的临床与转化研究：

确立并指定拥有儿童健康研究经验的 CTSA 中心作为引领者，开展并推进儿童健康的临床与转化医学研究；在 CTSA 整体项目中，CTSA 协调中心应努力协调与其他 CTSA 中心之间的相互合作；

促进社区参与儿童卫生健康的转化医学研究，特别需要：

提高对儿童参与临床和转化医学研究的认知，让儿童及其家属作为参与者参加研究项目，应提供明确信息告知其潜在风险和可能的获益；在转化研究的各个阶段中，涉及家长、患者本人和患者家庭成员，应充分确定其优先权和参与临床和转化医学研究的程序。

(八)结语：机遇与展望

我们已经明确了 CTSA 项目是改善人类健康发展水平为最终目标，这也应当是推动临床与转化医学研究领域迅猛发展的最佳机遇。随着 CTSA 项目升级至 2.0 版，该 CTSA 2.0 可以依靠其坚实的基础，鼓励 CTSA 中心的核心带头人、科研人员和其他所有工作人员发挥创造力和奉献精神，利用日益扩大的信息技术和其他科技成果，共享数据和研究辅助系统；整合转化医学团队，开展研究协作并发挥骨干带头作用。

IOM 专家委员会认为，CTSA 项目以改善人类健康为己任，应当成为国家在改革创新和推动临床与转化医学领域的先锋。为实现这一目标，NCATS 应当以 CTSA 项目为核心，重塑其发展目标，以 CTSA 中心的经验为基础发挥其领导作用，建设以培育科学团队为基础的教育与培训机制；通过建设全国协作网络体系，加快开发和研究新的诊疗方法和预防性干预措施，与此同时，带动临床与转化研究方法学的创新、完善转化流程，共享研究工具和资源。IOM 专家委员会的具体建议内容将汇总于下面的专栏 1-1 中。

由于 CTSA 项目资助并不是以特定疾病为重点方向的，因此，必须强调跨学科领域融合与协作精神，包括 CTSA 中心彼此之间的相互合作；CTSA 中心与 NIH 附属院所和研究中心之间的合作；以及与政府其他研究机构、企业、慈善机构和社区的合作；CTSA 项目还应坚持不懈地引导和培养多样化的转化医学专业团队；通过精简和树立 CTSA 中心的榜样经验，促进儿童健康问题的转化研究。在上述所有努力中，充分发挥和保障社区参与的核心作用。

总之，各种不同特色的 CTSA 中心与 CTSA 项目自身对临床与转化医学学科发展贡献了极其重要的宝贵经验和财富。因此，提高与完善社会健康事业的发展，将取决于所有参与者的共同努力和奋斗。

专栏 1-1　IOM 专家委员会建议汇总

为推进 CTSA 项目，IOM 专家委员会建议下一步应该：

加强 NCATS 对 CTSA 项目的领导力

整合和精简 CTSA 联盟及其机构

在临床与转化医学整体发展中，鼓励和发挥 CTSA 中心各自的特色与强项

建立评估机制的规范与标准流程，对各个 CTSA 中心和 CTSA 整体项目开展评估

发展教育与培训的创新计划

在临床与转化医学研究的所有阶段，确保社区的积极参与

加强发展儿童健康的临床与转化研究

注：IOM 委员会建议的全文内容详见报告的第 4、5 章。

【注释】

[1] NIH-CTSA 的发展历程

NIH 的使命是探索基础科学问题与攻克临床疾病的诊疗难关，包括基础研究转化到临床应用的全过程，即所谓的"转化科学领域"，这其中包括发明、创新、探索与合作。没有这些关键的转化过程，也就没有今天的医学科学进步。

NIH 前院长 Dr. Elias Zerhouni 领导并建立了 CTSA 项目。他的继任，现任院长 Dr. Collins 促进了 CTSA 项目的关键性发展，并力排众议改革了 CTSA 项目管理机制，包括 2012 年初成立了美国国家促进转化科学发展中心（NCATS）。CTSA 项目作为 NIH 有史以来单一项目、投入资金最多，7 年内超过了 32 亿美元，也获得了令人瞩目的进展，建立 61 家临床与转化医学中心（CTSA 中心）。NIH 最初的期望是通过 CTSA 项目支持美国大学院校的医学健康研究中心，加强其科研整合能力与基础设施建设。与此同时，也要求这些 CTSA 中心以其科研凝聚力带动当地医院、非营利性科研机构、社区组织等发挥协作优势，共享研究资源和最佳实践经验。

在鼓励和发展新型科研合作模式方面，Dr. Collins 院长提倡建立"CTSA 联盟合作伙伴"方式（consortium），按照共同感兴趣的目标或主题为核心，开展研究合作活动、共享资源和最佳实践经验。这种联盟模式与传统的"协会（association）"或"学会（society）"明显的区别在于合作目标，其目的更加明确和集中，因此，研究资源的利用效果将会更显著。

2012 年初，NIH 建立了 NCATS，希望 NCATS 领导全美乃至全球的临床与转化医学科学领域的发展。重点关注促进新的、更好的临床诊疗方案或转化成果应用，改善和提高公共卫生与医疗保健的整体水平。在当前美国以及全球性经济不景气的状况下，科研经费越来越紧缩，是时候回顾与反思过去 7 年的实践了。NIH 所倡导的临床与转化医学，以及 CTSA 项目总目标和愿景是否能够如期实现？

将 CTSA 项目"操作系统"（operating system）升级到 CTSA 2.0 不是简单的升级，而是给 NCATS-CTSA 项目提出了更高要求。CTSA 项目的管理必须具有高效率和有效性。例如，NCATS 领导力的建设，不仅应当关注创新研究项目，还应包括新的辅助研究工具和方法等；所有转化医学研究课题应该更明确其目的和意义。IOM 建议 NCATS 参与 CTSA 中心的核心管理并督导临床与转化医学全程和发展，包括培养教育新一代多学科交叉技能的临床研究人才。

作为领导全美临床与转化医学项目的 NCATS，不仅需要加快建立其全美的临床研究协作网络，根据此调研报告建议的方向，带领所有临床与转化医学研究领域的同仁迈进 21 世纪，最终完善公共卫生与医疗健康事业。

[2] IOM 调研报告

Dr. Christopher P. Austin 作为 NCATS 首任领导，把 IOM 调研报告视为 CTSA 项目"新愿景"（new vision）。他强调转化不仅意味着科学研究的转化，也意味着文化理念的改变。在已经建成的 CTSA 中心里、大学院校和科研机构里，应提倡和推广应用最佳科学技术和方法，为青年人提供转化科学技术培训与教育的机会，促进转化医学全方位的向前推进。

2012 年初，国会要求 IOM 针对 NIH-CTSA 项目进行客观的、科学的调研评估，希望以事实为依据来调整 CTSA 项目今后的发展目标和愿景。IOM 专家委员会不负众望，他们从临床与转化医学领域，到社区医疗健康服务机构，再到所有关注转化医学领域发展的专家学者那里征集意见和听取反馈。为 CTSA 项目升级至 CTSA 2.0 确立了更高标准、更远大的志向，而且带领全美临床与转化医学事业蓬勃发展，Dr. Austin 归纳了 IOM 专家委员会所提出的 7 点改革建议：

（1）强化 NCATS 对 CTSA 项目的领导力；

（2）重整和精简 CTSA 联盟机构；

（3）在临床与转化医学领域，全方位打造 CTSA 中心各自特点并发挥独特优势；

（4）建立审评规范与准则，开展对 CTSA 项目和 CTSA 中心的评估；

（5）鼓励和促进教育与培训实践的创新模式；

（6）确保社区参与转化医学实践全过程和所有领域；

（7）加强儿童健康的临床与转化研究。

Dr. Austin 认为上述 7 项建议不仅是必要，而且是及时的，对 NCATS 的改革其管理决策机制有着现实的可行性。因此，他认为首要任务是明确制订 NCATS 关于 CTSA 项目的可评估目标，针对临床与转化医学领域的核心问题提出解决方案和实施计划。针对期望精简和重组 CTSA 联盟机构的建议，立即执行并完善 CTSA 联盟机构，以集中精力强化和提高合作效率。

对于 CTSA 项目和各个 CTSA 中心所建立各种形式的合作关系，包括与 NIH 附属院所和研究中心，应当视为增强 CTSA 联盟整体项目的合作网络，以及国家转化医学科学的综合实力。由此而建立的与企业之间的合作；与其他科研网络机构；基金会/非营利性研究机构；以及患者利益团体和社区组织等合作，都将会增加临床与转化医学的综合科研能力和协作机会。

Dr. Austin 完全支持 IOM 强调关于继续整合和创新教育与培训的方式方法和内容；加强社区参与以确保社会医疗健康事业获得更好、更有效的临床诊疗方法和产品等。NCATS 也完全同意克服和支持解决开展儿童健康研究的障碍。希望所有投入临床与转化医学领域的专家学者们能以此调研报告作为新的行动路线图（roadmap），发挥各自的积极性并努力完成 NIH-CTSA 这个 NIH 有史以来最大的投资项目，为公共医疗卫生服务体制改革而做出贡献。

[3] 有关专家对 IOM-CTSA 项目调研报告的评述和意见

有关专家认为，IOM 专家委员会撰写的 CTSA 项目调研报告认为 CTSA 项目总体发展方向和获得的经验是有价值、成功的。但需要更进一步加强合作、再合作，包括 CTSA 项目与 NIH 附属院所机构与研究中心之间；各个 CTSA 中心之间，以及 CTSA 中心与其他院校机构，非营利性机构、疾病研究团体、慈善基金会及企业之间的合作。

该 CTSA 调研报告旨在帮助 NIH 进一步确定由 NCATS 领导的 CTSA 项目总体发展方向是否能够帮助科研人员甄别更好的、更有效的诊疗方案和技术，以提高临床诊疗服务水平和选择。近年来，NIH 在决策和执行 CTSA 项目过程中也饱受争议，特别是仍然没有让患者切实地感受到多么大的获益，而 NIH 在此 CTSA 项目上的资金投入也是前所未有的。

但正如调研报告中所陈述的事实，CTSA 项目已完成了它的初步预期计划，重新整合临床与基础研究的合作模式，通过建立全美临床与转化医学研究的协作网络，让科学家、临床医生和公共卫生专业人员及社区卫生保健人员等共同关注转化科学领域的发展。

在 IOM 报告中把 CTSA 2.0 作为下一代 CTSA 项目的"操作系统"，业内专家学者也有此共识，并且支持 IOM 提出的 4 点改革建议，即：

（1）维护和强化项目的整体领导力；

（2）强化更广泛和更有成效的合作与机制；

（3）开发且共享研究资源，推荐和应用最佳转化医学实践经验；

（4）在现有的成功经验基础上，继续提高和加强在教育与培训、社区参与和儿童健康领域的研究与合作等。

总之，对于已经获得 CTSA 项目资助的 CTSA 中心或没有得到 CTSA 项目资助、但开展临床与转化医学研究活动的专家学者都给予了 IOM-CTSA 项目调研报告的认可与好评，认为这是非常及时并且有指导意义的评估。

Science 以"转化医学中心需要 NIH 给予更多的指导"为题目评述了 IOM 调研报告："这是 NIH 在实施 CTSA 项目后，首次对此开展大规模的科学评估和调研活动。不仅让业内专家学者拭目以待，而且更是以此来预测 NIH 未来在生物医学领域的发展趋向。"

在 IOM 专家委员会的建议中，强调 NIH 在 CTSA 项目管理过程中应强化 NCTAS 领导力，是因为"我们看到一些 CTSA 中心在描述他们的工作进展时，似乎什么都在做，什么都可以做，期望值与可行性没有很好地评估和量化。"这是 IOM 专家委员会副主席 Dr. Sharon Terry 在访谈 CTSA 中心时所感受到的。"因此，我们的最基本观点和建议，不是要求所有 CTSA 中心在所有方面都投入人力和物力开展临床与转化研究，应当更有特色与共享经验和资源"。与此同时，NCATS-CTSA 项目应建立督导委员会，而不是按照目前的松散模式由各个 CTSA 中心聚集在一起协商咨询和管理"。领导力应当来自 NCATS，而不是各个 CTSA 中心。这点应当给予确立。

与此同时，NCATS 主任 Dr. Austin 也坦言，由于支持 CTSA 项目资金的缩减，我们也不可能继续扶持 61 家 CTSA 中心，需要瘦身精炼 CTSA 项目，以适应今后的工作和发展。

在 *Science* 访谈 CTSA 中心的科研人员对于 IOM-CTSA 项目调研报告印象时，得到了普遍认可和支持。"从长远规划和利益来看，应当顺应最大利益和最多数的兴趣所在，特别是整合领导力与更新协作机制，包括资源与经验共享"。

限于 NIH 获得国会批准总体科研资金的削减，CTSA 项目财政年度总预算也将从 2012 年 4.61 亿美元降低到 2013 年 4.35 亿美元(CTSA 项目总预算约下降了 5.6%)。这样一来，NIH 和所有 CTSA 中心在今后的临床与转化医学领域的拓展必然要面对现实而不又能降低期望值和理想。

[4] 美国医学科学院(IOM)简介，谁主持 IOM 专家委员会开展 CTSA 调研项目

美国医学科学院(Institute of Medicine，IOM)属于非营利、独立的非政府机构，为政府决策机构和公众提供客观、公正、权威性专业咨询服务。1863 年，根据林肯总统颁布的法令而建立，隶属于美国国家科学院系统，也是美国科学院在公共卫生与医疗健康领域的分支机构。150 多年后的今天，美国科学院已经扩展成为了国家科学院系统，包括了国家科学院、国家工程学院、国家研究咨询委员会以及美国医学科学院。

"IOM 的使命是提出质疑并回答关于国家公共卫生与医疗健康的最紧迫问题"。

此次 IOM 组成 CTSA 项目调研专家委员会，是由 13 位专家学者组成，他们都具有丰富的科研管理经验并主导各自在临床与转化医学或相关领域的研究工作。委员会主席是美国促进科学发展协会(AAAS)主席——Dr. Alan Leshner，他也是国际著名期刊 *Science* 总编。Dr. Sharon Terry 作为副主席，她是美国基因工程联盟机构主席和 CEO，该机构拥有上万家科研机构作为其会员，其中包括了 1200 家疾病研究倡议组织等。

关于 IOM 的详细内容，参见 IOM 网站：http://iom.edu/About-IOM.aspx。

[5] IOM 调研报告对 61 家 CTSA 中心所产生的影响

根据 IOM-CTSA 项目调研报告建议，NCATS 已经开始行动并担负起其核心领导责任。在 IOM 报告出台后，NCATS 会与 61 家 CTSA 中心进行交流，提示各个 CTSA 中心应当依靠自己的项目主动权，相互沟通以保障 CTSA 中心与其他的相关利益决策者们迅速地提出明确的战略目标，以及有组织的、完善的可行性规划和目标。当然最明确的影响将是要为 CTSA 项目精减整改做好思想准备工作。

第 2 章　NIH-CTSA 基金项目简介

在过去的半个世纪里，生物医学发展迅速，也日趋复杂（IOM，2013）。随着科技的进步，美国社会和民众也获得了诸多生物和医学研究成果带来改善医疗与健康的实惠。例如，基因组学和蛋白质组学等领域的发展[1]，产生了针对性更强的靶向诊疗方法，可以用于肺癌、精神分裂症和囊性纤维化等疾病（IOM，2012）。

但是，与此同时，众多的基础与临床研究成果仍在等待着最终被转化成为临床诊疗方案或社区健康实践活动。尽管科研人员发表了不计其数的研究数据和科研成果，基础研究发现与临床研究成果最终惠及患者和社区医疗保健服务仍是一个异常缓慢而又繁琐的过程。而阻碍科研成果转化的障碍，不仅包括研究项目本身漫长的研发周期；也可能由于招募受试者入组不佳，使得许多临床试验被迫中止；还有数据共享的挑战，研究资源的缺乏（包括研究人员、参与临床试验受试者和开展临床试验的资金支持等）以及不断增长的运营成本，研究项目的复杂性和繁琐的监管体制等（Collins，2011；Kitterman，2011；NCATS，2013d；Zerhouni，2005）[2]。面对这些持续存在的挑战，我们必须创新思路，加快转化医学研究，推动成果快速转化到临床实践中来，最大化地提高公众健康水平，满足社会需求。

为了拓展新的研究模式，NIH 在 2004 年提出了医学研究发展路线图，迫切希望重点解决医学研究所面临的巨大挑战（NIH，2006、2011、2013a；Zerhouni，2005）[3]。重新规划的 NIH 医学研究路线图，试图以革新的路径来激励研发，建立新的合作秩序和法规机制，鼓励交叉学科的教育与培训及跨学科领域合作，最终建立临床与转化医学的科学家园，达到"重振临床科研事业"的目标（NIH，2006；Zerhouni，2003）[4]。

为了实施 NIH 路线图、鼓励临床与转化医学研究实践，NIH 建立了临床与转化科学基金（CTSA）项目。该项目旨在"集中聪明才智、整合研究资源、促进原创性临床与转化医学实践"（Zerhouni，2005）。CTSA 项目资助建立的临床与转化医学中心（CTSA 中心），其目的在于"在全美范围内建立 CTSA 中心，使中心成为验证临床与转化医学相关政策规范和方法的催化剂与试验基地"（Zerhouni，2006）。最初，CTSA 项目的关注点是"重整现有研究机构的临床科研能力，开发临床与转化医学研究新资源，包括教育与培训、社区参与和信息技术应用等"（NCATS，2013a）。尽管 CTSA 项目不直接资助开展大规模临床与转化医学研究项目，但是 CTSA 支持临床与转化医学研究领域中所有创新技术的研发（NIH，2012b）以及研究资源共享。与 NIH 路线图秉承的宗旨一致，CTSA 项目的初始目标是：

• 建立临床与转化医学家园；

• 提供研究项目、研究团队、研究工具与临床试验环境，与社区和企业建立合作伙伴关系，鼓励共同开展临床与转化医学实践；

• 为转化医学发展培训专业人力资源（NCATS，2013a）。

越来越多的不同利益群体及相关人士（如研究人员、资助者、民众和国会议员），希望明确地看到美国政府在生物和医学研究领域中巨大投资所产出的成效。但是，包括 NIH-CTSA 项目在内，似乎很难感受到投入项目的预期产出，即：新的、更好的疾病预防和治疗方案。2011 年，一份国会报告中强调，针对 CTSA 项目成功与否以及项目的承诺 "要求 NIH 资助 IOM 开展一项关于 CTSA 项目的调研和评议活动，旨在探讨目前 CTSA 项目的任务是否需要修改和补充完善"（U. S. Congress，2011）。该国会报告特别指明应调研的内容如下：

"CTSA 基金作为一项投资创新转化研究的项目，至今已经超过了 5 年。为确保该项目的投资收益，国会敦促 NIH 资助 IOM 调研和评议 CTSA 项目，对于现行的任务和目标是否有必要修改提出建议。国会还要求调研项目在该项法案颁布后 18 个月内完成，并且包括所有利益相关者的意见（U. S. Congress，2011）。"

一、调研项目范围与程序

2012 年，NIH 与 IOM 达成共识并签约开展对 CTSA 项目进行调研和评议。IOM 邀请了 13 名专家组成调研项目专家委员会，这些专家不仅拥有社区医疗服务、公共卫生与健康管理的专业知识，还拥有生物医学研究伦理、教育与培训、药物研发、科研方案评估、生物基础与临床医学研究及儿童健康研究等经验。几乎囊括了临床与转化研究的所有领域（附录 2）。

IOM 专家委员会的主要任务是调研 CTSA 项目的现状、进展及其使命和战略目标；并为 NCATS 领导 CTSA 项目提出建议和可行性方案，例如，已建立的 CTSA 中心应当进一步加快新疗法的研发，促进特定疾病和儿童健康的转化研究，加强与 NIH 附属院所以及研究中心所资助的其他项目的整合与协作等（专栏 2-1）。2012 年 10 月，专家委员会召开了第一次会议并布置了调研项目，为配合工作，NCATS 领导人针对调研项目，也提出如下几项建议：

• CTSA 项目支持从 T1 到 T4 的转化研究是否恰当？

• 创建临床与转化科学家园是否应当继续作为 CTSA 项目的主要目标？

• CTSA 中心是否提供了有效的创新性教育与培训服务？是否满足了生物与医学研究的专业人力资源培训需求？CTSA 项目应该如何进一步加强该项内容？

• CTSA 中心是否有效地加快了新疗法的转化研究，如果不是，应当如何改变（Briggs 和 Austin，2012）？

IOM 专家委员会采纳了 NCATS 提出的上述调研问题的建议，并且在调研过程中应用前瞻方法开展调查工作。关于 CTSA 项目，以前也做过类似的评估活动，虽然那些评估的设计未必是针对单一 CTSA 中心或 CTSA 整体项目做出的全面和深入的项目评估，但是本次调研也参考了原有 CTSA 项目的评估结论。IOM 专家委员会认为调研评议 CTSA 项目，旨在帮助 NCATS 制订可实施的 CTSA 项目计划，并且充分发挥其潜力。

专栏 2-1　IOM 专家委员会关于审议国家促进转化科学发展中心（NCATS）的临床与转化科学基金项目的声明

为了回应 NIH 请求，IOM 组建了一个特别专家委员会，独立开展工作，调研 NIH 临床与转化科学基金（NIH-CTSA）项目的现状与进展，并为新成立的 NCATS 领导层提议如何规划和实施 CTSA 项目计划。目前，CTSA 项目的核心职能与任务是支持临床与转化研究全过程，包括相关的基础建设和辅助研究服务等，所提供的辅助服务包括支持从 T1 到 T4 的转化医学研究实践；支持受试者参与的临床与转化研究项目，包括首次人体试验和验证概念试验，以及关于临床疗效和药物安全有效性的临床试验；还包括如何赢得社区支持和招募社区成员参与临床研究项目，实施和推广应用技术、以及行为科学的研究项目等。

IOM 专家委员会将审议 CTSA 项目现有的成果，听取具有影响力的专家学者及其他利益相关人员对该项目的建议和评述。根据这些反馈信息和建议，提出对该项目当前任务的修改意见，即需要进一步完善和改进的地方及 CTSA 项目今后的总体发展目标。希望通过本次调研活动，全面探讨 CTSA 项目的职能与贡献，特别是在促进和加快开发创新疗法、推进疾病诊疗的转化研究（包括儿童健康研究）和整合 NIH 附属研究院所与中心的研究项目合作等方面的内容。

在调研审议过程中，专家委员会共召开了 4 次会议、2 次公开研讨会、4 次专场发布会，对于如何界定 CTSA 项目的成功与否，如何面对挑战和确立未来发展方向等征求建议（附录 1）。在整个调研活动中，专家委员会听取了来自 CTSA 中心的项目负责人（PIs）和研究人员、NIH 职员和 NCATS 领导、社区和患者志愿组织代表、企业及其代表，以及那些虽然没有直接参与 CTSA 项目，但从事临床与转化研究的专家和研究人员的反馈和建议。作为调研活动之一，专家委员会还审阅了大量有关文献、以前的 CTSA 项目评估报告及项目进度报表；根据 NIH 要求对 CTSA 基金项目的反馈建议信息（requests for information，RFI）等，提交的相关资料还包括：CTSA 联盟机构委员会以及有影响力的相关机构建议信息资料；其他项目工作小组所提供的会议纪要、相关数据和建议等等。专家委员会还负责回复关于 CTSA 项目的一系列公共咨询问题，主要是针对 CTSA 项目的使命和战略目标，以及如何可持续性地推进临床与转化科学发展的核心作用[关于公共咨询和反馈建议等详细内容，读者可以通过向国家研究院公共档案办公室提出申请来获得]。

二、临床与转化医学概念

转化医学研究对不同人来讲意味着不同的事情，但对每个人似乎都是重要的。

——Steven Woolf(Woolf，2008)[5]

　　CTSA 项目的重点，顾名思义，就是资助临床与转化医学研究。临床研究涉及人体参与的研究，包括流行病学和行为学研究，是以健康服务为导向并以患者为核心的医学研究。例如，研究疾病发生的病理与机制，开发和验证干预方案或技术，以及人体临床试验等（NIH，2013b）。关于转化医学研究，NIH 的定义则包涵了两大领域：转化基础研究和临床前研究。从成果发现到以人体为试验对象的转化研究、随后的临床试验验证研究的发现并将获得的知识和成果转化为临床诊疗与社区医疗健康服务活动等（NIH，2013b）。在本报告中，专家委员会根据调研项目的目的，采纳了广义性的转化医学概念，即转化医学是一个动态的、连续的从基础研究成果到临床实践和社区保健服务中的干预决策机制，并最终改善社会和人类的健康水平的学科领域。图 2-1 中表示了转化医学的定义和概念，并且描述了 5 个连续的转化医学研究阶段，从最初研究阶段（临床前研究和动物模型实验）到大规模的社区研究和群体研究。有时候，这种连续的、阶段性向前推进的模式，我们也称之为"从实验室到病床（bench-to-bedside）"和"从病床到社区"的转化医学研究实践（Blumberg 等，2012；ITHS，2013；Khoury 等，2007）[6]。

　　尽管对转化医学研究的客观重要性和对实践的认知已经得到了提高，但是仍然存在许多误解，有人还是把临床研究与转化研究的概念混为一谈。如图 2-1 所示，连续性的转化研究（T0～T4）相对于临床研究（T1～T3）具有更广泛的范围[7]。虽然图中所描述的转化研究的不同阶段是呈线性发展的推进模式，似乎有始有终，但是在现实生活和转化研究过程中，转化医学研究实践包括了许多反馈回路，转化过程更类似于环行而又相互依存的整体进化模式，包括连续性数据收集、分析、推广应用和交流互动（图 2-2）。每个阶段中的信息共享确保了研究人员既满足临床诊所的患者需求，又满足社区公共卫生和医疗健康的需要；同时，也预示了实验室的研究发展方向。其最终结果改善了公共卫生与医疗保健条件，总之，转化医学研究需要依靠综合的、循证研究的科学环境，我们称为"循证的医疗保健系统"[8]。

　　专家委员会归纳总结了 CTSA 项目中的 3 个实际案例，展示了社区参与并支持研究人员开展转化研究的意义（专栏 2-2），这些项目成果正在影响着患者的生活质量和社区公共卫生与医疗保健水平。

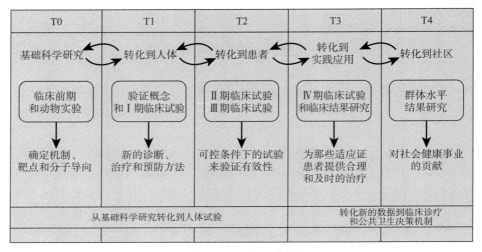

图 2-1 转化医学研究的分期(T0~T4)

经许可改编自 Blumberg. 2012. Nature Medicine. Macmillan Publishers Ltd.

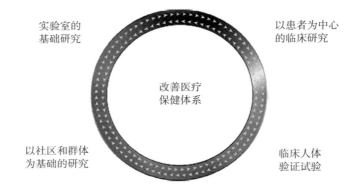

图 2-2 临床与转化研究的整合模式(改编自 Austin,2013)

专栏 2-2 成功推进了疾病研究进展的临床与转化研究案例

囊性纤维化疾病:2012 年 1 月 31 日,美国食品与药品监督管理局(FDA)批准了用于治疗一种罕见的囊性纤维化疾病的药物,Kalydeco。Kalydeco 是第一个针对这种类型囊性纤维化疾病的药物,这一成果转化正是由囊性纤维化疾病基金会与 Vertex 制药公司以及 10 所 CTSA 中心共同合作的结果。这种合作缩短了 FDA 批准新药的临床验证试验过程(FDA,2012;NCATS,2012,2013b)。

瘫痪:美国匹兹堡大学的一个多学科研究团队,包括神经内、外科医师、神经生物学家和生物工程专家,共同开展了人脑与计算机之间的转化研究,将大脑图像映射到动物模型中。在过去的两年中，研究人员已经完成了首次人体临床试验，将试验性装置植入到两位瘫痪病人的大脑中。受试者通过植入的试验性装置利用脑电脉冲可以控制机械臂的运动，这种特殊的机械臂是由约翰·霍普金斯大学应用物理实验室设计的。这些交叉转化研究项目的合作为瘫痪病人带来了希望，而资助该研究项目的资金则是来自于美国国防部、退伍军人事务部（VA Administration）、FDA 和 NIH 等协作单位支持（Collinger 等，2012；NCATS，2012，2013c；University of Pittsburgh Medical Center，2011，2012）。

糖尿病：为了保障糖尿病患者或糖尿病高危人群的健康，加利福尼亚州、康涅狄格州和南卡罗来纳州的 CTSA 中心与当地社区共同合作，探索预防糖尿病的干预性措施，为当地社区中特定的患者群体量身定做健康保健服务方案。例如，耶鲁大学的研究人员与当地社区卫生服务中心合作，开展一项为期 12 周的干预性测试研究项目，通过改变糖尿病前期妇女的生活方式来观测其预防措施的效果（NIH，2012b；Tamborlane，2009；Yale School of Medicine，2012a，b）。

三、NIH-CTSA 项目概述

（一）回顾历史

CTSA 项目源于 NIH 所资助的临床研究中心项目计划（GCRC）。在过去的 40 多年里，NIH 通过提供 NIH-GCRC 项目基金，在全美范围内建立了开展临床研究的基础设施[始于 1960 年，NIH 资助 GCRC 中心开展营养与代谢方面的临床试验研究（Briggs 和 Austin，2012；Robertson 和 Tung，2001）。在一些特殊的研究机构中的科研人员通过申请可以使用 GCRC 中心的临床试验设施来开展被 IRB 审议批准的人体临床试验项目。截至 2005 年，全美已有 78 家 GCRC 研究中心，每年获得 NIH 提供的 GCRC 项目资助约为 2.88 亿美元（Briggs 和 Austin，2012）]。GCRC 临床研究中心为开展人体临床试验提供了专业人员、专用病床、门诊室、核心临床检验室以及辅助研究人员等（例如，临床研究型专业护士、临床实验室技术员和生物统计学家等）（Robertson 和 Tung，2001）[9]。2005 年，NIH 开始实施其医学研究发展路线图计划，倡导开展临床与转化医学研究，与此同时，GCRC 项目的资助也被正式终止。NIH 重新规划了 GCRC 项目资金，将其与 NIH 其他资源合并（例如，T 和 K 培训基金项目和研究专业化发展基金等），以及 NIH 共同基金（Common Fund）整合为一体，设立了 NIH-CTSA 基金项目（NIH，2005；Shurin，2008）。

自 2006 年开始实施 CTSA 项目以来，NIH 采用了合作协议模式、5 年为 1 个周期[10]。通过 CTSA 项目资助建立了最初的 12 所临床与转化医学中心（CTSA 中心），迈出了在大学院校内建立临床与转化医学中心的第一步（Briggs 和 Austin，2012；NIH，2005；OIG，2011）。大学院校申请获得 CTSA 基金获得资助的额度仍然是基于该机构原有的 GCRC 基金资助状况和 NIH 其他培训基金的支持水平

（Briggs 和 Austin，2012）。一些 GCRC 中心也递交了 CTSA 基金项目申请并且获得了 CTSA 基金资助，他们便将原有的 GCRC 中心的临床试验设施和临床研究资源等重组到新的 CTSA 中心中来（NIH，2012a）。NIH-CTSA 基金项目资助建立了第一批 CTSA 中心之后，每年 NIH 又继续增补资助建立 5～14 所新的 CTSA 中心，截至 2012 年初，在全美范围内 CTSA 项目已经资助建立了 61 所 CTSA 中心（图 2-3）（Briggs 和 Austin，2012；Reis 等，2010）[11]。这些 CTSA 中心获得的年度 CTSA 基金项目资助从 4 百万美元到 2 千 3 百万美元不等（Briggs 和 Austin，2012；CTSA Central，2013a），2012 年 CTSA 项目的年度总预算（2012 FY）为 4.61 亿美元。

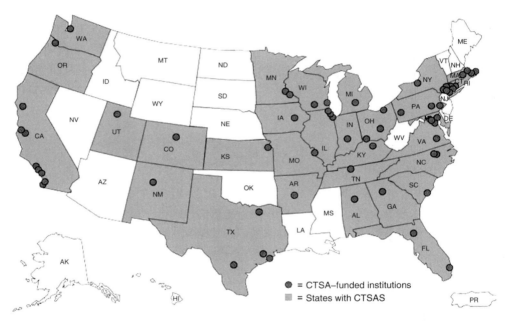

图 2-3　CTSA 基金项目资助建立的 CTSA 中心及其所在州的地理位置

经 NIH 许可引自 CTSA Central，2013a.

　　截至 2011 年年底，CTSA 基金项目一直由 NIH 附属国家研究资源中心（National Center for Research Resources，NCRR）负责监管[12]。2012 年初，国会批准了 NIH 提交的综合拨款法案（Public Law 112-74），同意创建新的 NCATS，同时解散了 NCRR（Collins，2011；Reed 等，2012）[13]。至此，CTSA 基金项目并入到 NCATS 的管理之下。NCATS 最初的使命更偏重于开发和促进创新方法和相关诊疗技术的转化研究。在 2012 年 NCATS 的财政年度预算中，CTSA 基金项目约占 NCATS 总资助项目的 80%，同时又兼并了几个较小规模的类似内容的 NIH 基金项目（Briggs 和 Austin，2012）。

　　在 NCATS 成立之初的过渡期，NIH 组建了内部临时性领导机构，为规划和制订新的 CTSA 项目，NIH 利用各种形式和广泛渠道，征求意见和建议（如 NIH 内部工作小组所制订的 RFI 咨询表），为 CTSA 项目出谋划策，并加强其工作的实际意义。随着 NCATS 开始全面领导 CTSA 项目，内部管理机构进行了重组并加快了工作步骤。例如，在第一次基金项目申请书（RFA）中就显示出了更多的灵活性，而且偏重于发展和支持 CTSA 中心各自的特色优势（详见第 5 章内容）。

　　原则上，CTSA 中心获得 NIH-CTSA 基金项目的资助取决于其所隶属院校获得 NIH 总科研基金资助的影响力（NIH，2012c）。

1. CTSA 项目架构

　　今天的 CTSA 基金项目致力于营造一种新的科研协作氛围，更加注重研究的质量、安全性、高效性，注重更有经济效益导向的临床与转化医学项目，也更加关注临床与转化医学专业人才队伍的培养。尽管有些 CTSA 中心及其开展的转化研究项目可能是以疾病为核心导向，但 CTSA 基金项目资助方向原则上并不专注于任何一种疾病或健康障碍（NIH，2012c）。CTSA 项目已经发展成为一个复杂化、多层次的组织架构，包括了 NCATS-CTSA 项目督导机构、CTSA 中心的监管机构、CTSA 联盟及 CTSA 协调中心等。目前，NCATS 下属的临床创新办公室负责监管各个 CTSA 中心递交的 CTSA 基金项目进展报告、资金拨款，并提供相关研究资源等支持工作。

2. CTSA 项目资助的 CTSA 中心

　　CTSA 项目的核心职能是通过 CTSA 基金项目资助建立全美国 61 所 CTSA 中心。在行政管理上，CTSA 中心隶属于所在大学的医学院或健康研究中心或科研机构，并且通过建立合作伙伴关系，承诺调动和发挥科研人员的聪明才智，达到共同完成 CTSA 项目的使命。CTSA 中心可以根据自身优势来构建有特色的 CTSA 中心，并且拓展与大学其他科研部门或与其他院校、医院和医疗健康中心等建立战略合作伙伴关系（CTS Central，2013h）。根据 NIH-CTSA 项目的管理要求，CTSA 中心必须设立由外聘专家组成的咨询委员会，每年召开 1 次专家会议，提供项目咨询建议等（NIH，2012C）。与此同时，许多 CTSA 中心也成立了自己内部的专家咨询委员会和相关专业指导委员会等（如项目执行委员会、社区与管理咨询委员会等）。

　　由于 CTSA 项目对各个 CTSA 中心的资助数额相差悬殊，每个 CTSA 中心所开展的临床与转化医学研究项目也不尽相同（详见第 5 章）。一般情况下，CTSA 中心为协助推进有前途的转化研究课题，克服转化研究过程中的障碍和困惑，负责提供一系列培训与教育项目以及辅助研究资源等[14]。辅助研究资源包括：

• 核心研究设施(如转化研究技术平台、核心实验室、创新方法,如特殊胚胎干细胞系、纳米技术和表观基因组学技术等);

• 生物医学信息技术(如行为科学数据分析、地理编码图、蛋白质组学,临床试验工具,如临床试验注册软件包 ResearchMatch)(详见第 5 章);

• 资助试点课题(如通过 CTSA 项目资助试点转化研究课题、实习生和高级学者的培训试点项目,与企业和非营利性研究机构建立合作伙伴关系等);

• 政策法规知识咨询服务(如审计和遵循法规辅导,遵循 HIPAA 法规、管理利益冲突,制定和准备研究项目合作协议以及 IRB 伦理审查规则);

• 生物统计学、流行病学、科研设计和伦理规则(如伦理审查咨询服务、适应性临床试验设计、随机化和盲法、统计建模和分析、协调多中心临床试验项目和辅导基金申请等);

• 招募临床试验参与者和临床研究互动资源(如临床试验成本预算规划、临床试验报告表开发与规范化、提供研究型护士支持、为试验参与者宣教和招募咨询);

• 鼓励社区参与和拓展合作资源(如评估成年人知识水平、特殊文化教育培训、公共信息数据库、鼓励社区参与者参加临床与转化研究项目)(Rosenblum,2012)。

3. CTSA 联盟委员会与 CTSA 协调中心

从 CTSA 项目成立伊始,NIH 就要求通过建立全国 CTSA 联盟来甄别和推荐 CTSA 中心的转化研究最佳方法和实践经验,因此,CTSA 联盟委员会也因 CTSA 项目应运而生(Berglund 和 Tarantal,2009)。最初公布的 CTSA 基金项目申请书中要求各个 CTSA 中心的项目负责人组成 CTSA 项目监督委员会。此外,围绕着 NIH-CTSA 项目的核心职能(如教育、生物信息化和政策法规等)也要求成立专项指导委员会(NIH,2005 年)。2008 年,最终确定了由 CTSA 中心的项目负责人组成 CTSA 联盟机构以及各分类专项委员会,他们承担着监管 CTSA 项目并制定战略规划来指导 CTSA 项目未来发展的职责。那时 CTSA 联盟由 20 多所 CTSA 中心所组成(Reis 等,2010)。最初是在 NIH 指导下,建立 CTSA 项目的战略规划和指导方针,而今天已经演变成更为复杂化,多层次的 CTSA 联盟机构委员会,包括了数百名参与者。

CTSA 中心是由 3 个联盟督导委员会负责咨询指导工作的,这 3 个委员会分别是:

• 执行委员会:为主要监管机构,由 31 名理事成员组成(其中 20 多位为有选举权成员),包括联盟指导委员会领导成员(见下文)、5 所 CTSA 中心核心牵头人和 NCATS 项目管理人员;其他成员任期为 1 年。执行委员会的部分职责是促进 CTSA 中心负责人(PIs)之间,与 NCATS 项目管理人员之间,以及与联盟各个专项委员会之间的交流与互动(CTSA Central,2013e)。

• 指导委员会：现已超过 175 名成员（其中有投票权者超过 85 位），包括 CTSA 中心的核心成员和 NIH-NCATS 项目代表，以及 NIH 附属院所或研究中心的部分代表。指导委员会体现了 CTSA 项目的集体领导与管理机制，其职责是为 CTSA 项目制订战略目标和为优先项目提供信息支持（CTSA Central，2013g）。

• 儿童健康监督委员会：工作重点是克服障碍，促进儿童健康的转化研究。该委员会包括 230 多名成员，其中 60 多位拥有投票权（在第 6 章讨论）。

除了上述联盟机构的核心委员会之外，为了促进协同工作，CTSA 中心的项目负责人（PIs）、研究人员和辅助研究人员之间还建立了各种形式的 CTSA 联盟分支委员会、共同科研兴趣小组、探索小组以及随着 CTSA 项目发展而不断增多的各种形式的协作机构或委员会等（专栏 3-3）。另外，还成立了五大战略目标委员会，也分别由 20～30 名成员组成。2008 年，这些委员会联合确定了 CTSA 项目优先资助课题和可行性战略目标（CTSA Central，2013b；Reis 等，2010）。

上述委员会中，14 个核心职能委员会负责协调跨学科领域的合作问题，促进交叉合作并推广应用最佳实践方法。部分核心职能委员会是根据 NIH-CTSA 项目要求而成立的，反映了对重点研究领域的关注。核心职能委员会的数目和关注重点也是随着 CTSA 项目的整体周期发展变化而波动或改变（Evanoff，2012）。许多委员会的组成成员已经超过 100 位，相关项目的分支委员会、工作小组和探索小组等亦是如此（CTSA Central，2013c）。此外，许多 CTSA 项目的非正式研究人员也围绕共同关注的议题进一步组织了更多分支机构和兴趣小组等。

专栏 3-3　CTSA 联盟委员会和工作组

联盟领导委员会

• 执行委员会

• 指导委员会

• 儿童健康监督委员会

联盟战略目标发展委员会

• 战略目标委员会 1——国家临床与转化研究能力发展

• 战略目标委员会 2——临床与转化医学家培训及专业化发展

• 战略目标委员会 3——加强全国性联盟协作发展

• 战略目标委员会 4——加强社区与公共卫生健康的发展

• 战略目标委员会 5——T1 阶段的转化研究发展

核心职能委员会

• 管理委员会

- 生物统计/流行病学/研究设计核心职能委员会
- 临床研究伦理的核心职能委员会
- 临床研究管理的核心职能委员会
- 临床研究辅助服务的核心职能委员会
- 协作交流的核心职能委员会
- 社区参与的核心职能委员会
- 比较学研究的核心职能委员会
- 教育与职业发展的核心职能委员会
- 评估机制的核心职能委员会
- 信息技术的核心职能委员会
- 政府-私营研究机构合作的核心职能委员会
- 政策法规咨询的核心职能委员会
- 转化研究平台建设的核心职能委员会

CTSA 研究专题特别兴趣小组

- CTSA 护士科学家小组
- CTSA 疼痛研究兴趣小组
- CTSA 远程医疗研究兴趣小组（TEAM）（TELEMED，远程医疗 MHEALTH）
- CTSA、USCIITG 急重症护理兴趣小组
- 牙科与口腔健康研究小组
- 紧急护理研究小组
- 神经科学研究小组
- 睡眠研究网络系统
- 退伍军人机构(VA)转化研究协作小组
- 临床与转化医学研究女科学家兴趣小组

引自 CTSA Central，2013c、f、i.

2008 年之后，随着 CTSA 项目整体战略发展目标的确定，每一项核心职能都相对应一个或多个战略发展目标与实施方案（Reis 等，2010）。在表 2-1 中，虽然描述了一定相关性，但战略发展目标与核心职能并不始终保持一致。作为获得 CTSA 基金项目资助的条件之一，NIH 要求各个 CTSA 中心承诺参加 CTSA 联盟组织机构，并且成为核心委员会成员之一（NIH，2010）。与此同时，NIH 还要求所有委员会定期召开相关电话会议，交流和共享最佳转化研究的实践经验。作为委员会成员，除了承担各自 CTSA 中心的工作之外，还需要负责许多额外的督导义务和咨询工作。

表 2-1　CTSA 核心职能委员会(KFC)与战略目标发展委员会(SGC)的对比

	战略目标 1	战略目标 2	战略目标 3	战略目标 4	战略目标 5
支持 SGC 的 KFC					
临床研究管理	•×				
临床研究核心服务	•×				•
政策法规知识咨询	•×				
教育与职业化发展		•×		•	
社区参与				•×	
比较学研究				•×	
政府与私营机构合作			•	•	•×
转化					•×
交流			•×	•	
与 KFC 的交叉职能					
信息技术	•	•	•	•	•
评估	•	•	•	•	•
生物统计/流行病学/设计	•	•	•	•	•
医学研究伦理					
一般基金/机构运作					
管理	•		•	•	•

注：•= 报告职能与可持续性、可行性管理机制；×= 相关日程主题与可行性支持。

资料来源：https://www.ctsacentral.org/committees。

(二)CTSA 协调中心

2011 年 11 月，通过 CTSA 项目公开申请竞标的方式，范德堡大学获得了为期 5 年总经费两千万美元的专项基金资助，建立 CTSA 联盟的总协调中心[15]，该中心主要职责是：

- 为 CTSA 项目建立公用的、便于各方面交流的"全国 CTSA 协作家园"；
- 管理和协调 CTSA 联盟机构的会议、交流与合作；
- 组织和整合 CTSA 联盟的网络资源；
- 为更好地支持转化研究项目，开发并推广应用转化研究工具和资源(CTSA Central，2013d；Snyder，2011)。

自 CTSA 协调中心成立以来，该中心以各种积极方式和举措，协调并规范联盟机构成员的活动(如转化研究项目会议和沟通交流)。与此同时，协调中心也在开发辅助研究工具、合理化利用研究资源、协助交叉合作和推广应用最佳实践等方面做出了很多努力。部分活动内容已经可以通过协调中心的门户网站(www.CTSACentral.org)得以实现。在 CTSA 项目的管理从 NCRR 过渡至 NCATS 的过程中，协调中心为所有 CTSA 中心的项目负责人(PIs)提供各种便利，协调联合发表论文，反馈 NCATS 颁布的第一份 CTSA 项目 RFI 申请书，增加获得 CTSA 项目资助的概率（Bernard，2012；CTSA PIs，2012；Pulley，2013）。协调中心还通过建立新的协作机制，提高 CTSA 中心与 NIH 附属院所和研究中心之间的合作效率。在该协作机制实施后，已有 40 个 CTSA 中心的核心牵头人与 NIH 附属的 18 个院所和研究中心共同开展了合作项目，共享了 CTSA 项目的研究资源，同时也整合了 NIH 其他项目的资助资源（Bernard，　2012）。

四、调研报告形式

本调研报告是由 IOM 专家委员会汇总调研结果，听取了众多关于 NIH- CTSA 项目的评论，以及关于该项目发展潜力的建议而撰写的。该报告涵盖了 CTSA 项目的所有方面，突出讨论了发展机遇，确保其可持续性；积极地支持该项目计划，推进临床与转化科学领域的健康发展，与此同时，也坚持不懈地鼓励 CTSA 联盟机构成员之间的合作，以及与其所隶属的大学院校之间的合作。在报告第 3 章中，专家委员会重点探讨了在现阶段的生物医学生态环境下，NCATS 的管理职能以及 CTSA 项目的运行机制，为 CTSA 项目下一阶段的发展提出了合理化建议。在报告第 4 章中，强调了树立 NCATS 领导力的必要性，并明确地提出了 CTSA 项目的使命和愿景。与此同时，CTSA 基金项目支持 CTSA 中心个性化发展，加强与 NIH 附属院所、其他外部研究机构和合作伙伴之间的战略合作与交流。其次，建议建立 CTSA 基金项目进展的评估机制，以及各个 CTSA 中心可评估和衡量的发展目标[16]。在报告第 5 章中，强调了教育与培训的机遇，特殊优先的转化研究领域，社区参与的意义和儿童健康的转化研究等。基于上述 CTSA 项目的交流与探讨，在本调研报告前言中，专家委员会给出了报告的总结和建议；在报告的第 6 章中给出了下一步工作开展的步骤和未来发展方向。

【注释】

[1] 转化组学技术（Translational Omics）

此 IOM-CTSA 报告中谈及转化组学技术（组学技术包括基因组学和蛋白质组学）开创了临床治疗新手段，促进靶向性新药等的研发，提高了疾病的诊断水平，改善了疾病的临床疗效。在这一转化医学研究前沿领域中，以肺癌、精神分裂症和囊性纤维化疾病为例完成了一系列临床试验或研究性临床治疗，取得了明确效果。因此，这一结合基因组学与蛋白质组学的新技术领域被称为转化组学技术（Translational Omics）。它的确切定义是在细胞或组织水平上实现测定分子成分——基因水平测量 DNA、蛋白水平测量蛋白质等，进而转化应用组学技术指导对患者疾病进行个性化的诊治实践。

然而在临床实践中，以转化组学技术或组学技术为指导的疾病临床检测和个性化治疗方案比预想的要复杂得多。因为应用此类技术需要测量多种形态或成分不同的特定 DNA 或蛋白质信息，而这些关键的步骤都需要计算机控制的特殊模型来检测预计的目标和治疗效果。

IOM 院长 Dr. Harvey Fineberg 曾评述，转化组学研究是"经过临床试验验证、具有先进技术含量和实际意义的技术；其检测方法的敏感性、有效性和安全性也是可靠的"。"但在疾病诊疗与临床研究过程中，我们所面临的核心问题是，随着关于基因信息和组学知识越来越得到了普及，并开始用于区别患者之间的个体差异，我们对疾病自身概念的理解需要彻底地改变。"诚然，在一些医疗保健中心试用这类转化组学技术已超过了实际临床需求，甚至出现了一些问题，包括无效的检测或使用方法等。

总之，在肿瘤临床研究性诊疗中，转化组学技术的应用提示了该技术的复杂性，特别是选用计算机特殊模型针对组学数据信息的处理必须准确，而且具有可重复性。因此，IOM建议应尽早地制定"转化组学技术应用的规则指南"，对那些以应用组学技术为基础的疾病临床检验必须公开其操作方法，甚至每一个步骤细节。在临床试验阶段，同样也应当加强安全性监管与核查。相对而言，一些非组学技术的肿瘤疾病检测方法，其有效性及敏感性已经完全可以确定基因变异因而预测特定肿瘤对某些药物的敏感性和疗效，例如：肺癌和恶性黑素瘤等。非组学技术的肿瘤疾病检测方法也可以明确地提高这些肿瘤患者的生存期和生活质量等。

[2] 转化医学研究中的障碍和困惑

转化医学研究中的障碍和困惑是整个生物医学领域最为关注的问题，主要是两个层面上的问题，一是在推进基础研究发现向临床应用过程中的严重滞后和无法逾越的不同领域之间的鸿沟；二是进一步地将最佳实践经验和有效的医疗保健举措在更大、更广的范围内推广，防治疾病和提高社会的健康水平。

许多文献把临床与转化医学研究过程视为循环往复向前推进的过程，即 T1～T4 转化研究过程或阶段(图 2-4)。实际上，从研究者的角度来认知转化医学研究中的障碍和困惑，更多是如何提出转化医学研究的假设、如何验证、如何有效地将验证获得的最佳方案或产品转化应用到临床诊疗实践中去。因此，不同阶段的研究人员或临床专家必须具备交叉与协作研究的综合能力，这是克服转化研究过程中障碍与困惑的首要条件之一。其次，在临床与转化研究的每一阶段，即：从基础发现到临床应用或反之，从临床疑难问题返回到实验室来验证和揭示疾病的发生机制以及药物疗效个性化差异等，都面临着不同研究者、参加试验的患者所拥有的不同文化和宗教等背景；受教育的程度，开展临床研究和转化过程中的氛围和条件等；以及政策法规监管机构的要求和监察等。因此，在临床与转化医学研究过程中也需要学会因地制宜地分析和解决所面临的各种障碍和困惑。

最后，如果能够建立临床与转化医学联盟机制，通过共享最佳实践经验，开发辅助研究工具和技术，则使得克服障碍和困惑的努力达到事半功倍的效果。

转化研究阶段 T0 期需要有好的、可行的想法，并且是可验证的研究假设；T1 期要有明确的科学性和意义；T2～T3 则必须具有对人体疾病治疗或预防的优势和明确意义；T4 期应当在更大人群范围和社区中实践验证和推广应用转化的成果和方案等。

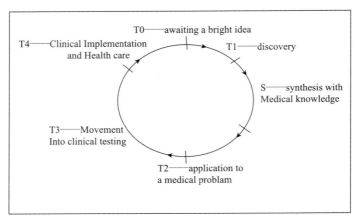

图 2-4　转化医学研究循环图

[3] 21 世纪 NIH 医学研究发展路线图：最期望解决的问题和长远目标

IOM-CTSA 调研报告中回顾了 NIH 启动 CTSA 项目的动机是遵循着 21 世纪 NIH 医学研究发展路线图。具体讲，2005 年，NIH 开始酝酿重新规划医学研究的未来发展模式，其原因是，尽管在过去 30 年里生命科学领域的基础研究成就斐然，并且已有相当的研究成果转化，并促进了临床诊疗实践水平的提高，但不尽如人意的现实是科研费用投入与公共医疗保健所负担的费用仍在并将持续地增长，国会开始质疑 NIH 是否过多地关注了基础研究而对患者疾病的临床诊疗质量淡然置之。这样就迫使 NIH 站在了十字路口，是继续走下去，还是思考重新选择如何加快转化现有的和今后的研究成果，降低医疗成本而且更有益于临床疾病诊疗效果。时任 NIH 院长的 Dr.Zerhouni 选择了重新规划 21 世纪 NIH 生物与医学科学发展路线图（即 NIH-Roadmap），制定出了相应的战略决策，最大限度地促进科研成果转化。

因此，NIH 路线图的最初期望是通过提供临床与转化医学研究专项基金，整合 NIH-GCRC 项目（当时已决定暂停 GCRC 项目）进而改变大学院校里已有临床研究中心的工作方向，使之更加突出其衔接基础与临床研究的职能，提高开展临床试验的综合能力，改变科研协作的文化与氛围。最终目标是打破基础与临床研究之间的隔阂或界限。

作为在生命科学领域中最大的联邦资金管理机构，NIH 提供基金支持引导的方向与策略变化必将带来巨大和持续性影响。因此，当 NIH 倡导建立临床与转化医学科学这一前沿领域的同时，NIH 希望美国生物学界、临床科学与医药领域做好充分准备，共同支持临床与转化医学研究项目和科研文化创新，即：倡导转化科学与密切协同合作。

[4] NIH"重振临床科学研究事业"的涵义

2005 年，NIH 开始对其几十年来科研经费资助模式和管理机制进行探讨改革，进而提出了 NIH 医学研究发展路线图（NIH Roadmap），这一战略的核心目标是为了重振医学科研事业，包括提出和倡议临床与转化医学研究实践。

NIH 意识到，经过几十年生物和医学基础领域的研究积累，产生了大量科研成果与发现，如果将这些成果转化为临床诊疗实践应用，还必须通过一系列严格的人体参与的研究性临床试验，验证其安全性、有效性，这不仅仅是将实验室的成果和发现转化为临床诊疗方案最为关键和核心阶段，也是最终解决和提高国民健康与卫生保健水平。

NIH 在推动临床与转化医学研究过程中，首先提出改革临床研究科学的实践，这主要是针对自 20 世纪 60 年代起建立的临床研究中心项目（GCRC 项目），GCRC 中心的临床试验基础设施依然是按照 20 世纪 60 年代初 NIH 资助 GCRC 项目的要求而建立的，既没有衔接基础科研机构的桥梁，也没有搭建与企业合作伙伴的交流平台。因此，NIH 认为有必要重新设计和完善临床研究的基础设置和架构，并且在此基础上突出职能转化与研究协作（这也是目前中国各个医院所建立的药物临床试验机构（GCP 机构）发展过程中所面临的迫切问题之一）。

除了更新和提升临床研究试验的核心设施，NIH 还重点强调了开展临床研究试验需要建立广泛的合作伙伴关系，需要有社区参与并支持转化医学研究；需要与社区医疗为基础的医务工作者建立密切合作关系。因为在过去的几十年中，人们普遍认为开展研究工作似乎是研究院所和大学校园里的工作，而从今以后的临床与转化研究实践更多、更有效地是开展协作，开展大学/研究院所与社区、企业及任何倡导并支持医学科学研究的机构和组织合作。因此，NIH 重振临床科学研究事业，除了重视前沿的生物医学信息技术、临床与转化医学研究领域的创新方法，还将更关注和支持建立新的科学研究合作社区，即研究院所/大学院校与患者及其家属、社区利益相关者及患者和疾病倡导研究宣传组织机构等之间建立的科学研究合作社区。这种创新的整合合作模式，是重振 NIH 乃至整个医学科学领域的最佳实践模式。

[5] 转化医学的概念。为什么说"转化医学研究对不同的人意味着不同事情，但对每个人似乎都是重要的。"

在最初几年中（2005～2008 年），对于"转化医学研究"概念的解释各抒己见。2008 年初，Dr. Steven Woolf 在 *JAMA* 发表了一篇题为"转化研究的含义与其重要性"（*The Meaning of Translational Research and Why It Matters*）的评述。在开篇之语中，他概述了什么是转化医学研究，即："转化医学研究对不同的人意味着不同事情，但对每个人似乎都是重要的"。在此次 CTSA 项目调研中，IOM 专家委员会之所以引用这一简洁方式来申明其观点，主要希望说明理解转化医学研究的概念固然重要，但更全面深入地开展转化医学研究实践也许才是各位所关注的重点所在（即所谓：空谈不如实干）。

Dr. Woolf 本人是一位全科医生，就职于弗吉尼亚联邦大学医学中心（Virginia Commonwealth University Medical Center），他在流行病学与社区医疗保健领域具有的丰富经验。他的专业主要是公共医疗服务研究、循证医学、卫生保健和预防医学等。为了更准确地理解 Dr. Woolf 关于转化医学研究概念的诠释和含义，特别是他所评述和探讨的观点，我们借此机会将其归纳如下：

首先，他引用了描述"转化医学研究"最经典的解释，即"从实验室到病床（bench-to-bedside）"来诠释转化医学研究的内涵与实践过程。转化医学研究的范畴涉及从基础科学到研发创新性药物、医疗器械以及改善患者的临床诊疗方案等所有方面。而在此范畴内的研究实践则包括了基础与临床研究，以及交叉学科的融合。最终产出则是最佳临床诊疗方案或市场供应的医疗产品等。因此，转化意味着将先进知识和先进技术用于提高和改善公共医疗保健服务的质量和效果。

Dr. Woolf 从自身的专业角度来诠释转化医学概念，即从医疗服务和公共卫生专业角度，更关注公共卫生与医疗健康领域的发展，所以，他们所理解的转化医学研究是对患者疾病的诊疗和社区卫生保健方面的改善与进步，而对于研制创新药物和先进医疗器械似乎反在其次了。在对不同专业背景人员的观点进行梳理时，Dr. Woolf 引用了 IOM 建议的概念：转化医学研究的方阵(translational blocks)，在本调研报告中也引用了"T1～T4(T1、T2、T3 和 T4)"。根据 IOM 的定义：T1 是指在实验室/基础研究机构里获得新知识和新证据的过程，其新发现和新成果可能用于探索和开发疾病诊疗的创新方法、更好的预防措施，以及用于首次人体临床试验等。T2 是指经过临床试验验证，成功转化为常规的临床实践应用及公共卫生和医疗保健最佳方案和举措等。由此可见，与 T1 期所具备的知识和技能不同的是，T2 期需要更多的是如何在疾病的临床诊疗中验证、实践和反馈，进而完善临床诊疗方法或研究性产品。最后，T3～T4 是通过临床流行病学的观察和循证研究，在更大和更广泛的患者/社区群体中完善现有的医疗服务，提高公共卫生保健水平。

Dr. Woolf 认为所有转化医学研究实践的目标、研究方法、研究对象、政策法规以及验证成果等的标准都应当是一致的，而差异仅仅是研究者自身的专业背景和关注重点不同，即：有些可能是更偏爱基础科学的分子生物学家、基础遗传学家和其他生物医学研究人员；而其他可能是临床医生、临床流行病学家和公共卫生与医疗保健政策决策者等。甚至不同的研究机构、慈善基金会、患者倡导研究宣传组织和社区组织机构等都认为自己在转化医学研究整体过程中是必不可少的。

总之，在归纳整个临床与转化医学研究实践活动时，Dr. Woolf 认为所有倡导和参与建立转化医学研究领域的专家学者，政府资助机构与民营科研机构、社区团体都应该均衡地思考从 T1～T4 全过程的连贯性和可持续性，不仅仅是基础研究、临床研究试验验证、临床疾病诊疗应用，还必须包括更广泛的以循证实践为基础的公共卫生学研究和政策法规学研究等。开展转化医学研究对于所有人都是重要的，因为最终的受益者是我们自己。

[6] "从实验室到病床"和"从病床到社区"的转化研究活动

"从实验室到病床"(B-to-B 模式或 B2B 模式，图 2-5)的转化研究活动是单一方向从基础研究到临床试验验证(clinical trials)的过程，也即 T0～T1 转化研究流程。此阶段的重点是鼓励科研人员将基础研究的发现或获得的成果应用于人体临床试验并继续验证其安全性和有效性、疾病机制假设或首次在人体上开展探索性治疗过程等。它既不能代表转化研究的全部范畴，也无法诠释转化医学的真正内涵。之所以提出 B-to-B 的转化研究实践路径，主要目的就是鼓励基础科学家与临床专家之间的相互合作，与此同时，共同克服基础研究成果在向临床验证转化过程中的障碍。例如，NIH 临床研究中心所资助的"从实验室到病床"项目 (the Bench-to-Bedside，B2B Program)就是鼓励基础科研人员通过与临床专家建立合作将其科研成果或发现进行延续验证的项目。例如 2012 年度获得 NIH 临床研究中心 B-to-B 基金资助的 3 项课题如下：

(1) Defining the Functional Role of STAT4 in human systemic lupus erythematosus；

(2) Metabolic Phenotyping in Methylmalonic Acidemia：Markers and Drug Response；

(3) Choroid Plexus-Directed Gene Therapy for Lysosomal Storage Disease。

而"从病床到社区"是指进一步将通过临床试验验证的成果或诊疗方案应用到更大、更广泛的社区或患者群体中去。

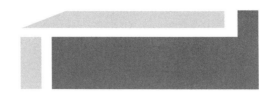

BENCH　←┐
　　　　　└→ BEDSIDE

图 2-5　从实验室到病床前

[7]　什么是临床研究，它与临床诊疗的区别？临床诊疗、临床研究和转化研究之间的区别？转化研究范畴（T1～T4）是否还有其他诠释？

在 IOM 调研报告中，"临床研究"定义为"涉及人体参与的研究，包括流行病学和行为学研究，以及以健康服务为导向并以患者为核心的医学研究，例如研究疾病的发生和病理机制，开发和验证干预方案或技术，以及人体临床试验等(NIH，2013b)。同时，我们也参考了 NIH 临床研究中心在"临床研究规范和准则"一书中引用美国医学院协会对于"临床研究"所给出的更广泛的定义，即：临床研究是医学与公共卫生研究的一部分，其目的在于探索关于人类疾病的机制、防治和促进健康的基础理论与实践。临床研究涉及医患交互和诊断性临床资料、临床数据或患者群体资料的研究。上述的"临床研究"又进一步划分为：疾病发生机制、转化性研究、临床知识、体检、疾病诊断与发病史、包括临床试验在内的治疗性干预措施、疾病预防与促进健康、行为学研究、公共卫生保健服务研究、流行病学和基于社区健康研究等。以上述内容理解"临床研究"，其概念就是涉及人体的医学研究实践活动。

对于临床医生来讲，最难区分的是"临床研究"与"临床诊疗"。单从定义上区分这两种实践非常困难，因为有些临床实践是严格地按照该专业领域诊疗指南所执行的治疗过程，同时也是"临床研究"项目内容，特别是临床Ⅳ期研究和临床疗效观察性研究等。但如果从两种实践的产出和行为目的来区分，即：临床诊疗是把患者利益放在首位，医生必须采取标准化或非标准化的合理的临床诊疗方案，最终目的是为诊治患者的疾病而提供最佳的方案或措施。而客观上临床研究则未必总是把患者利益置于首位，更明确的目的是对疾病的认知和获取新的发现或验证试验性产品的安全及有效性等。当然"临床研究"必须以保障并遵从政策法规和人体试验管理规则为前提；必须明确患者或参与研究试验的健康受试者所承受或涉及的是"最小的潜在风险"以及参与者和(或)家属是自愿参与并且知情同意。所以，在开展临床研究实践中最艰难的抉择是如何评判患者所承担的"风险最小"和如何最大程度遵循伦理规范与受试者保护机制。

转化研究区别于临床研究或临床诊疗，除了实践内容的相互交叉融合之外，其核心差异在于转化研究将临床诊疗和临床研究的内涵与外延进一步拓展，囊括了从基础研究、临床前期研究及临床试验到公共卫生健康领域的全部内容，甚至还包括社区参与的研究活动等。这不是简单地基础与临床研究的叠加或衔接，而是生命科学领域一个崭新的前沿学科。

[8]　循证医疗卫生系统(learning health care system)的涵义及其对 CTSA 2.0 的指导意义

2007 年，IOM 主持召开了循证医学(evidence-based medicine)圆桌会议，对公共卫生与医疗保健管理决策进行研讨，归纳并首次提出了"循证医疗保健系统(the learning healthcare system)"概念，主要是注重实效并且依据科学实践证据做出完善公共卫生与医疗保健服务的决策。IOM 通过此圆桌会议形式召集与医疗保健机制利益相关的核心决策者们从不同的方面共同商议以下几个问题：

（1）如何为医疗服务专业人员和患者提供最佳临床诊疗经验以及最佳疗效依据；

（2）鼓励开展对患者疾病诊治研究成为改进临床治疗的一部分；

（3）确保在医疗保健领域中开展安全、高质量的创新研发实践。

现代社会开始进入一个崭新的医学科学研究时代，一方面科学研发有能力提供个性化的临床诊治和医疗保健服务，而另一方面还必须面对越来越复杂化的公共卫生与医疗保健体制和决策机制。"循证医疗保健系统"的提出无疑是希望建立更好的、更恰当的开展循证实践的公共卫生与医疗保健服务，这些最佳实践经验和决策依据均对培养专业医疗人员、应用先进的诊疗技术和方法、患者直接参与诊疗决策和医疗保险机制等提供了交流与沟通的平台，更多的是建立了循证医疗保健机制，让正确的诊疗方法应用于正确的患者，从而提高患者的生存质量和治愈机会。

- IOM 在阐述"循证医疗保健系统"时，给出了需要解决的问题或相关机制：
- 调整和加快改革步伐；
- 强化整合作用；
- 更新临床试验范例和经验；
- 建立临床辅助诊疗系统；
- 数据库及其开发工具、链接、影像学技术与应用；
- 临床诊疗信息或临床研究数据应当成为社会的公共财富；
- 把以实践为基础的科研项目作为样板；
- 建立良好的社会合作关系；
- 确立医学研究的中介作用；
- 体现领导力策略。

[9] 什么是临床研究中心（GCRC 项目）项目

自 1960 年开始，NIH 根据国会要求设立专项基金，资助建立以开展人体临床试验为核心的医学研究中心（General Clinical Research Center Project，NIH- GCRC 项目）。该项目旨在协助和支持开展以患者为中心的临床试验研究，包括但不仅限于各种临床研究试验课题；企业资助的临床试验和以临床问题为依据的流行病学研究课题等。最初的临床研究中心开展临床试验也仅局限于研究受试者的营养与基础代谢在正常生理或病理状况下的相关临床课题。通常情况下，这些 GCRC 中心置于为公众提供医疗服务的机构里，配备有实施临床试验的专业医护人员（与我国医院的 GCP 临床药物试验机构/中心类似）。当然，在临床研究中心开展所有人体试验项目的前提是必须遵循政府监管机构的政策法规且获得了 IRB 的批准。GCRC 项目的工作模式是：为开展临床研究试验提供试验室/试验病房、专业临床研究人员、科研设备，以及提供以疾病为核心课题和临床研究专业能力的培训项目等。截至 2005 年，全美已经建立了 78 所 GCRC 中心，NIH 的基金支持年度总预算为约 3 亿美元（Briggs 与 Austin，2012）。

那么，为什么在进入 21 世纪之后 GCRC 项目和 CGRC 中心的优势不复存在了呢？究其原因，NIH 基金项目评议委员会已经意识到了 GCRC 项目的先天不足，并归纳以下 3 点：

（1）没有形成转化实践和交叉领域的协作架构；

（2）没有包涵基础生命科学的研究范畴；

（3）随着现代生物技术与交叉学科的相互融合和发展，科学家们意识到关于人类疾病的研究与认知再也无法"孤注一掷"或"孤军奋战"……

随着 NIH 基金项目审议委员会对 GCRC 项目信心的失去，变革也就逐渐开始酝酿了（William 等，1997）。

但是，现实问题是 GCRC 项目已经在全美形成了一个专业临床试验技术服务领域和基础设施架构，拥有 9000 多位专业化临床科研人员，每年开展 6000 多个临床试验项目，这种专业化临床研究规模是全球首位的。为此，在 2005 年，NIH 与各大学院校的医学研究中心（AHC）达成了共识：将现有 GCRC 临床试验中心的核心设置与得到突飞猛进发展的基础科学研究结合为一体，重新规划并提出了 NIH 21 世纪医学研究发展路线图，包括创立 NIH 临床与转化科学基金项目（CTSA 项目），拓展单一的临床试验基础设施建设为临床与转化医学研究的核心基础，最终资助成立了全美范围内的 61 家临床与转化医学中心（CTSA 中心）。这些 CTSA 中心也成为衔接基础研究科学家与临床专家探讨和解决问题，转化科研成果的家园（CTSA 和 Zerhouni，2006；Briggs 和 Austin，2012；Robertson 和 Tung，2001）。

[10] NIH 如何分类管理其科研基金？为什么 CTSA 基金是按照合作协议方式管理？

作为美国联邦政府最大的医学研究基金管理机构，NIH 监管的科研经费直接由国会年度预算审核批复。NIH 总经费预算分为内部附属院所和研究中心的科研经费，即内部经费（Intramural fund）和给除 NIH 附属机构之外的其他科研经费支持的外部经费（extramural fund）。外部科研资助经费又根据申报的科研项目分为三大类，即：①基金形式（grant）；②合同形式（contract）；③合作协议形式。每一大类资助经费又根据 NIH 所资助研究课题和疾病领域分类设立专项基金，由 NIH 相关的院所或研究中心承担管理和监督责任，例如基金形式（grant）多数资助生物和医学基础研究领域，如 P01 项目等。合同形式多数支持科研项目产业化或与企业之间的合作，以及一定产业化的开发合作项目等，如 SBIR（small business innovation research）。而 NIH 作为合作协议方式更多的是根据规定直接参与管理和监督项目实施活动，例如，最初的 NIH-NCRR 提供 CTSA 基金项目，就是为了建设临床与转化医学研究基础设施和相关辅助研究的资源，而 NCRR 作为合作和资助方需要直接参与项目的实施和跟踪进展。

具体地说，NIH 将 CTSA 基金项目按照合同协议方式资助给大学院校的医学研究中心（申请书获得批准后），希望能够共同管理、共同合作和共享资源。通过 CTSA 资助建立的临床与转化医学研究设施和资源也应为 NIH 其他资助项目提供配套技术服务或进行项目合作。总之，NIH 希望所建立的临床与转化医学中心基础设置能够推动 NIH 资助管辖的所有科研活动项目，从而建成全国的科研协助网络体系。

因此，从 NIH 提供 CTSA 基金支持建立 CTSA 中心开始，就可以体会到 NIH 在改革其基金管理和协作模式，这也符合未来全球化合作中资源共享的期望（表 2-2）。

表 2-2　NIH 内部经费资助分配对比（经费在前 6 位的院所/中心，单位：亿元美金）

年份	NCI	NIAID	NHLBI	NIGMS	NIDDK	NIMH	NCRR	NIH
2000	33.1	17.9	20.2	13.5	11.6	9.7	6.7	178.4
2005	48.2	44.0	29.4	19.4	18.6	14.1	11.1	285.9
2010	51.0	48.1	30.9	20.5	19.5	14.5	12.6	312.3
2012	50.7	44.9	30.7	24.3	19.4	14.8		308.6

[11] 截至 2012 年年底，CTSA 项目资助的临床与转化医学中心

自 2006 年开始，截至 2012 年年底，通过 CTSA 基金项目，NIH 已资助了 61 所临床与转化医学中心/研究院（clinical and translational science institute，CTSI）。关于这 61 所 CTSA 中心名单和隶属大学院校以及 CTSA 中心项目核心负责人等信息参见本书附录 3。

根据各 CTSA 项目的发展历程，获得 CTSA 基金项目资助的 CTSA 中心（2006～2012 年）各自启动时间跨越了五六年之久。因此，在 CTSA 项目和 CTSA 中心建立评估机制进行评估各中心发展状况时，便产生了诸多复杂性和不可比性。也正是因为这一现状，最近公布的 NIH-NCATS 的 RFA 申请书中重新提出了鼓励并提倡各个 CTSA 中心发展各自的优势和专业特色。

至此，NIH 也明确了 CTSA 基金项目本身应该更多地关注建立协同与共享合作机制。尽管 CTSA 基金项目是按照合作协议形式提供资助的，NCATS 也只能从策划转化研究的基本建设，包括研究辅助工具的开发，研究资源的共享，以及教育与培训等共同项目中寻求最佳实践经验和给予指导。

关于各个 CTSA 中心的具体情况，包括各个中心所专注的临床与转化医学研究的领域，建议查看各 CTSA 中心的网站信息。

[12] NIH 国家研究资源中心（national center for research resources，NCRR）

NCRR 是 NIH 附属的 27 个研究院所和中心之一，其核心职责是通过设立研究项目和提供基金资助方式支持从供应实验动物到大型生物与医学研究项目所需要的设备和仪器、再到支持有关少数民族的公共卫生和医疗保健领域的科研项目，以及各种辅助研究资源，即资助开展科研的资源性项目和基础设施建设。因此，也就不难理解为什么 CTSA 基金项目归属于 NCRR 旗下了。NIH 希望通过提供 CTSA 基金项目，最大化地建立和更新开展临床试验的基础设施、整合转化研究的资源和协作网络等。

自 2010 年开始，NIH 决策层开始酝酿 NCRR 改革工作重点，希望成立一个专门指导和管理全美临床与转化医学的机构，即 2012 年初成立的 NIH 国家促进转化科学发展中心（NCATS）。相对于 NCRR，NCATS 精力更加集中优化，通过建立优化研究资源来推动临床与转化科学的发展，把原来归属 NCRR 管辖的其他项目分拆到 NIH 附属的其他研究院所或中心之中去了。至此，CTSA 项目占据了 NCATS 近 80% 的工作量（而在原 NCRR 中只有不到 40% 工作量）。NIH 院长 Dr. Collins 希望在 NIH 附属各个研究院所和中心之间建立起更清晰的科研协作机制，同时，在那些大学院校和科研机构里也形成新的研究模式和协同网络系统。这些主要是为了适应现代生物与医学科研发展的需求与优化组合。

在 NIH 如此庞大的科研管理机构和基金监管体系中，任何形式的改革和变动均非易事，而且各种想法和建议似乎都有各自的道理和依据。NIH 决定解散 NCRR 而同时重组 NCATS 的过程也是争议不断。但 NIH 这一决定绝非一日之念，早在 10 年前，前任 NIH 院长就已经开始思考和运作了。正如 Collins 院长所描述："如果 5 年就前开始改革，也许太早了，但如果 5 年后再开始，那恐怕就太晚了！"

[13] NCATS 的组建

自 2006 年开始，NIH 通过实施 CTSA 基金项目资助建立 61 家 CTSA 中心、CTSA 联盟机构和 CTSA 协调中心等一系列强化临床与转化医学研究的战略性合作项目。但是 NIH 领导层依然考虑着如何更好地解决转化研究过程中的瓶颈和障碍问题，让更多研究人员、合作机构、社区民众和患者真正从转化医学研究中获益。

当时，NCRR 所管辖的项目中，CTSA 项目占 40%左右，也就是说 NCRR 还有很多其他项目需要管理和关注。这也是促成 NCATS 成立的主要原因之一，NIH 希望建立一个全美临床与转化医学的核心领导机构，目前 NCATS 工作重点就是 CTSA 项目(占 NCATS 总预算基金的 80%)，除了建设和管理 CTSA 中心之外，NCATS 还需要开发创新性研究工具和方法来提高和完善临床诊疗技术和手段，关注更有效、更安全，更为经济的治疗方法和产品研发。

然而，在 NCATS 最初成立的 1 年多时间里，针对 CTSA 项目今后的资助重点和发展方向，NCATS 领导的思路依然不够清晰明确，一方面是 NCATS 尚无正式领导者(处于代理管理状态)，另一方面那些已经成立的 CTSA 中心纷纷表示，担心正在开展的转化医学项目或中长期规划被迫停止，有始无终。

对比 NCATS 最初的目标和 IOM 调研报告中专家委员会所建议的内容，可以理解为什么 NIH 领导层和整个临床与转化医学领域是在举棋不定中度过了 1~2 年的时间，直到国会要求 NIH 针对 CTSA 项目进行一次全面调研和评议，NIH 意识到 CTSA 项目与 NCATS 的使命和既定目标之间存在相当显著的差异，特别是在一些转化医学研究的交叉领域中，例如：教育与培训、社区参与和儿童健康的转化研究等。

应当讲，NCATS 开始掌管 CTSA 基金项目时，突出强调 T0 期和临床前期的创新研究以及相应转化研究项目，并没有关注社区参与和精简 CTSA 联盟机构管理等方面的问题。总之，NIH 是希望通过成立 NCATS 来管理好 CTSA 项目并实现其预期目标。

[14] 临床与转化医学的核心设施(core facilities)

CTSA 项目重点资助的内容之一是建立临床与转化医学研究的核心设施(core facilities)。但由于各个 CTSA 中心开展转化医学研究的课题方向与重点，以及已有的临床与转化医学设施不尽相同，如何建立适合自身发展，特别是有助于促进转化医学研究的核心设施，就成为了 CTSA 项目和 CTSA 中心在管理决策上的一项重要工作。在注释此问题时，我们根据 61 家 CTSA 中心各自所表述的有关核心设施的建设分为了四大类型：

(1)以强化和衔接 T1 期为主的核心设施

突出将基础研究成果和发现迅速地向临床试验验证推进，因此，不仅需要开展早期人体试验的临床试验病房、临床研究专业人员，还需要熟悉政策监管法规的专家和生物医学统计学专家等。其中为了以最小的成本来验证假设和设计，还设置了前期预试验资助项目(pilot clinical study)。这种资助模式不仅为设计完整的临床试验验证初步思考，也为申请 NIH 其他项目资助准备了预试验数据和资料。

(2)以促进和建立全方位教育与培训内容为主的核心设施

重点是整合和依靠所隶属的大学院校交叉学科领域的师资力量、为各种不同背景的学员、研修生和导师等提供全面的教育培训课程和实践活动，并建立良好的教育培训评估机制，不断地反馈和提高教学培训的质量和效果。这也是为什么 IOM 在 CTSA 调研报告中强调建立教育与培训项目的重要意义。

(3)以鼓励社区为基础和社区参与转化研究为主的核心设施

在一些 CTSA 中心，无论是 T1 期或临床前期的基础转化研究、还是设立教育与培训项目都可能会面临现实资源缺乏的问题，如现有其他 NIH 资助的基础研究项目并不强(例如 P01 项目)或学员参加教育与培训的来源不足等。但是由于 CTSA 中心可能地处于多元化少数民族社区，因此，这些 CTSA 中心所关注的核心设置主要是为了鼓励社区参与临床与转化医学研究合作，包括与社区开展交流活动的场所，社区健康服务机构，为社区医疗人员提供转化医学研究培训等设施。这是因地制宜开发和建立有利于 CTSA 中心自身转化研究项目合作的核心设施。

（4）以提高临床与转化医学研究信息化技术和辅助研究工具为核心的设施

部分 CTSA 中心可能更偏重于交叉学科领域的合作，包括与大学院校内部的其他理工科和研究机构的合作，建立生物医学数据库和信息中心、开发转化研究的辅助工具和研究资源等。而这些核心设施在 CTSA 中心内部完全可以共享，也可以为其他非 CTSA 中心机构开展转化医学研究提供相应的技术服务。

综上所述，关于开发核心设施的模式列于此书附件 3。CTSA 项目资助各个 CTSA 中心开发和建立具有各自优势的核心基础设施，并非是指转化研究中心大楼或实验室的基建需求。事实上，在 61 家 CTSA 中心中，新建的转经医学中心大楼也只有两三家，例如，康奈尔大学转化医学研究院，罗切斯特大学转化医学中心和佛罗里达大学的转化医学中心。

[15] 为什么成立 CTSA 协调中心？职能是什么？

根据 NIH-CTSA 项目的发展需求，NIH 资助成立 CTSA 协调中心并给出了具体要求："CTSA 协调中心应承担起 CTSA 中心彼此之间、CTSA 中心与非 CTSA 项目机构之间的协调合作、资源共享和交流互动的职能；与此同时，推动临床与转化医学的教育与培训项目，培养下一代临床与转化医学研究技能兼备的临床科学家。"

在竞争该 NIH-CTSA 基金专项时，范德堡大学附属 CTSA 中心项目负责人 Dr. Goldon Bernard 提出了他们关于该 CTSA 协调中心的功能设想，并规划了 CTSA 协调中心的使命应当是：①让合作更容易、避免重复性；②展现 CTSA 联盟及其各个 CTSA 中心的工作进展；③根据 NCATS 的需求，打造一个开展临床与转化医学研究合作的氛围；④开发临床与转化医学研究技术，梳理转化程序，共享最佳经验。

在具体实现这些设想规划时，Dr. Bernard 认为 CTSA 协调中心首先应该配合 CTSA 联盟督导委员会的工作，建立临床与转化医学研究的标准化流程，例如，建立标准统一的调研方法与评估体系；各种交流会议的规则和程序等。与此同时，重点开发 16 项合作规则与指导建议，包括 CTSA 中心论文发表的交流与资源共享等。

实践证明，NCATS 管理如此庞大的全国性协作必须有统一的网络平台，CTSA 协调中心建立以来，该中心所起到的协调作用远远比预想的更重要，对 CTSA 中心资源的整合更加有效，特别是相互之间的交流与研究合作。例如，①建立 www.CTSACentral.org 门户网站，使之成为了全美 CTSA 中心的核心信息资源和交流平台；②聚集了 61 家 CTSA 中心以及超过 5000 位临床与转化医学研究人员，他们彼此之间的相互交流有 80%可以在 1 天之内得到答复；③最为重要的是建立了最佳实践与经验交流的共享机制，并研发转化研究的辅助工具与资源，打破了传统科研的封闭模式；④在全美 CTSA 中心之间建立了生物医学信息网络和数据库，大大增强了相关信息检索和使用效率。

[16] 量化转化医学研究的成果非常复杂和困难，如何建立 CTSA 项目评估机制以及如何评估？

CTSA 项目的重要性已经不言而喻，但就 CTSA 项目的实施过程和给予项目基金数目的差异（不同时间启动、获得不同数目的基金支持等）再加上所隶属的医学研究中心各自现有的优势，使原本关注建设临床研究基础设施的项目（GCRC 项目），拓展成为了一项既宏观，而又各领域综合交叉的转化医学研究项目（CTSA 项目）。因此，如何建立起科学的评估机制和开展评估将是相当复杂和困难的。

一般来讲，评估项目是对该项目给予系统性探讨，对相关信息、可量化资料和事实案例等进行咨询评议，从中理解和验证该项目是否实现既定目标或完成了任务。例如对开展临床与转化研究项目（CTSA 项目）的评估，应当查看 CTSA 项目的实施过程、如何实现转化和应用、如何克服障碍或困惑而推进研究成果转化等活动。然而，在 CTSA 项目整体与不同特色的 CTSA 中心之间寻求基本的共性似乎也是既简单而又复杂的。

　　在 IOM 的 CTSA 调研报告中，有关专家交流了 CTSA 项目以前开展的调研活动，以及 CTSA 联盟机构下属的项目评估职能委员会在研发和尝试建立评估 CTSA 项目和 CTSA 中心的机制。CTSA 联盟也希望从最基本的共性出发来把握如何评估 CTSA 项目和各个 CTSA 中心，否则的话，就有可能被质疑"由于 CTSA 基金项目自身过大、过重，可能就根本无法设计出统一的评估机制来，最终也无法评估 CTSA 项目效绩。

　　在此，我们也希望借鉴其他有关临床与转化研究项目的评估方案设想：
　　（1）评估转化研究项目的假设和目标；
　　（2）评估转化研究的方法学、过程、成果以及成本核算；
　　（3）评估项目的方法：调研表设计和访谈交流；
　　（4）定量和定性方法及成果。

　　总之，评估临床与转化研究项目横跨了从基础研究到临床诊疗实践以及社区参与的全过程，如果再去整合评估 CTSA 项目及 CTSA 中心在改善和提高疾病诊疗服务水平和健康发展中的作用与贡献，定量评估的可能性和难度可想而知，但从定性角度去理解转化成果所产生的社会效益，应当也是可以理解和接受的。所以，对 CTSA 项目和 CTSA 中心的评估不仅极为重要而且也必须开展和解决。

参 考 文 献

Austin，C. P. 2013. National Center for Advancing Translational Sciences：Catalyzing translational innovation. PowerPoint presented at Meeting 3：IOM Committee to Review the CTSA Program at NCATS，Washington，DC，January 24. http：//www. iom. edu/ ～ /media/Files/Activity%20Files/Research/CTSAReview/ 2013-JAN-24/Chris%20Austin. pdf(accessed February 13，2013).

Berglund，L.，A. Tarantal. 2009. Strategies for innovation and interdisciplinary translational research：Removal of barriers through the CTSA mechanism. Journal of Investigative Medicine 57(2)：474-476.

Bernard，G. 2012. CTSA Consortium Coordinating Center(C4). PowerPoint presented at Meeting 2：IOM Committee to Review the CTSA Program at NCATS，Washington，DC，December 12. http：//www. iom. edu/～/media/Files/Activity%20Files/Research/CTSAReview/2012-DEC-12/3-1%20Gordon%20Bernard. pdf(accessed March 28，2013).

Blumberg，R. S.，B. Dittel，D. Hafler，et al. 2012. Unraveling the autoimmune translational research process layer by layer. Nature Medicine 18(1)：35-41.

Briggs，J.，C. P. Austin. 2012. NCATS and the evolution of the Clinical and Translational Science Award(CTSA) Program. PowerPoint presented at Meeting 1：IOM Committee to Review the CTSA Program at NCATS，Washington，DC，October 29. http：//www. iom. edu/～/media/Files/activity%20Files/Research/CTSAReview/2012-OCT-29/IOM%20Briggs-Austin%20102912. pdf(accessed February 13，2013).

Collinger，J. L.，B. Wodlinger，J. E. Downey，et al. 2012. High-performance neuroprosthetic control by an individual with tetraplegia. Lancet. December 17. http：//dx. doi. org/10. 1016/S0140-6736(12)61816-9(accessed April 23，2013).

Collins，F. S. 2011. Reengineering translational science：The time is right. Science Translational Medicine 3(90)：1-6. CTSA Central. 2013a. About the CTSA Consortium. https：//www. ctsacentral. org/about-us/ctsa(accessed February 13，2013).

——. 2013b. Clinical and Translational Science Awards. https：//www. ctsa central. org(accessed March 26，2013).

——. 2013c. Consortium committees. https：//www. ctsacentral. org/committees(accessed February 13，2013).

——. 2013d. CTSA Consortium Coordinating Center (C4). https: //www. ctsa central. org/about-us/c4 (accessed February 13, 2013).

——. 2013e. CTSA Consortium Executive Committee. https: //www. ctsacentral. org/committee/ctsa-consortium-executive-committee (accessed Feb. 13, 2013).

——. 2013f. CTSA Consortium leadership. https: //www. ctsacentral. org/consortium/leadership (accessed April 18, 2013, 2013).

——. 2013g. CTSA Consortium Steering Committee. https: //www. ctsacentral. org/committee/ctsa-consortium-steering-committee (accessed February 13, 2013).

——. 2013h. CTSA institutions. https: //www. ctsacentral. org/institutions (accessed February 13, 2013).

——. 2013i. Thematic special interest groups. https: //www. ctsacentral. org/tsig (accessed April 1, 2013).

CTSA PIs. 2012. Preparedness of the CTSA's structural and scientific assets to support the mission of the National Center for Advancing Translational Sciences (NCATS). Clinical and Translational Science 5 (2): 121-129.

Evanoff, B. 2012. CTSA Consortium governance and organization. PowerPoint presented at Meeting 1: IOM Committee to Review the CTSA Program at NCATS, Washington, DC, October 29. http: //www. iom. edu/~/media/Files/Activity%20Files/Research/CTSAReview/2012-OCT-29/CTSA%20presentations/1Evanoff%20IOM%20committee. pdf (accessed March 28, 2013).

FDA (Food and Drug Administration). 2012. FDA approves Kalydeco to treat rare form of cystic fibrosis. http: //www. fda. gov/NewsEvents/Newsroom/PressAnnouncements/ucm289633. htm (accessed February 13, 2013).

IOM (Institute of Medicine). 2012. Genome-based therapeutics: Targeted drug discovery and development. Workshop summary. Washington, DC: The National Academies Press.

——. 2013. Best care at lower cost: The path to continuously learning health care in America. Washington, DC: The National Academies Press.

ITHS (Institute of Translational Health Sciences). 2013. Translational research: T-phases of translational health research. https: //www. iths. org' about/translational (accessed February 13, 2013).

Khoury, M. J., M. Gwinn, P. W. Yoon, et al. 2007. The continuum of translation research in genomic medicine: How can we accelerate the appropriate integration of human genome discoveries into health care and disease prevention? Genetics in Medicine 9 (10): 665-674.

Kitterman, D. R., S. K. Cheng, D. M. Dilts, et al. 2011. The prevalence and economic impact of low- enrolling clinical studies at an academic medical center. Academic Medicine 86 (11): 1360-1366.

NCATS (National Center for Advancing Translational Sciences). 2012. Clinical and Translational Awards factsheet. http: //www. ncats. nih. gov/files/ctsafactsheet. pdf (accessed March 26, 2013).

——. 2013a. About the CTSA Program. http: //www. ncats. nih. gov/research/cts/ctsa/about/about. html (accessed April 8, 2013).

——. 2013b. New drug for rare type of cystic fibrosis. http: //www. ncats. nih. gov/news-and-events/features/cystic-fibrosis. html (accessed April 8, 2013).

——. 2013c. Pitt researchers work to restore function in paralysis patients. http: //www. ncats. nih. gov/news-and-events/features/brain-comp. html (accessed April 8, 2013).

——. 2013d. Research: Clinical and translational science. http: //www. ncats. nih. gov/research/cts/cts. html (accessed April 8, 2013).

NIH (National Institutes of Health). 2005. RFA-RM-06-002: Institutional Clinical and Translational Science Award (U54). http: //grants. nih. gov/grants/guide/rfa-files/RFA-RM-06-002. html (accessed February 13, 2013).

——. 2006. NIH roadmap for medical research fact sheet. http: //opasi. nih. gov/documents/NIHRoadmap_FactSheet_Aug06. pdf (accessed February 13, 2013).

——. 2010. RFA- RM- 10- 001: Institutional Clinical and Translational Science Award (U54). http: //grants. nih. gov/grants/guide/rfa-files/RFA-RM-10-001. html (accessed March 28, 2013).

——. 2011. Programs: About the NIH roadmap. http: //commonfund. nih. gov/aboutroadmap. aspx (accessed March 26, 2013).

——. 2012a. National Center for Research Resources: Major extramural programs. http: //www. nih. gov/about/almanac/ organization/NCRR. htm#programs (accessed Apr. 26, 2013).

——. 2012b. Progress report 2009-2011 Clinical and Translational Science Awards: Foundations for accelerated discovery and efficient translation. http: //www. ncats. nih. gov/ctsa_2011 (accessed March 26, 2013).

——. 2012c. RFA-TR-12-006: Institutional Clinical and Translational Science Award (U54). http: //grants. nih. gov/ grants/guide/rfa-files/rfa-tr-12-006. html (accessed February 13, 2013).

——. 2013a. About NIH. http: //www. nih. gov/about (accessed February 13, 2013).

——. 2013b. Glossary and acronym list. http: //grants. nih. gov/grants/glossary. htm (accessed February 13. 2013).

OIG (Office of the Inspector General). 2011. NIH administration of the Clinical and Translational Science Awards Program. https: //oig. hhs. gov/oei/reports/oei-07-09-00300. pdf (accessed April 8, 2013).

Pulley, J. 2013. CTSA PI response to RFI NOT-TR-12-003. Submitted to the IOM Committee on January 6. Available by request through the National Academies' Public Access Records Office.

Reed, J. C., E. L. White, J. Aube, et al. 2012. The NIH's role in accelerating translational sciences. Nature Biotechnology 30 (1): 16-19.

Reis, S. E., L. Berglund, G. R. Bernard, et al. 2010. Reengineering the national clinical and translational research enterprise: The strategic plan of the National Clinical and Translational Science Awards Consortium. Academic Medicine 85 (3): 463-469.

Robertson, D., C.-S. Tung. 2001. Linking molecular and bedside research: Designing a clinical research infrastructure. Journal of Molecular Medicine 79 (12): 686-694.

Rosenblum, D. 2012. Access to core facilities and other research resources provided by the Clinical and Translational Science Awards. Clinical and Translational Science 5 (1): 78-82.

Shurin, S. B. 2008. Clinical Translational Science Awards: Opportunities and challenges. Clinical and Translational Science 1 (1): 4.

Snyder, B. 2011. VUMC to lead national CTSA consortium. Reporter: Vanderbilt University Medical Center's Weekly Newspaper. http: //www. mc. vanderbilt. edu/reporter/index. html? ID=10883 (accessed February 13, 2013).

Tamborlane, W. 2009. Changing lifestyles for better health: Diabetes mellitus behavioral intensive lifestyle intervention, NCT00848757. http: //clinicaltrials. gov/show/nct00848757 (accessed February 13, 2013).

University of Pittsburgh Medical Center. 2011. Man with spinal cord injury uses brain computer interface to move prosthetic arm with his thoughts. http : //www. upmc. com/media/NewsReleases/2011/Pages/bci-press-release. aspx (accessed February 13, 2013).

——. 2012. Woman with quadriplegia feeds herself chocolate using mindcontrolled robot arm in Pitt/UPMC study. hhtp: //www. upmc. com/media/NewsReleases/2012/Pages/bci-press-release-chocolate. aspx (accessed February 13, 2013).

U. S. Congress, House of Representatives. 2011. Military Constructions and Veterans Affairs and Related Agencies Appropriations Act: Conference report to accompany HR 2055, 112th Cong., 1st sess. Hhtp: //www. gpo. gov/ fdsys/pkg/CRPT-112hrpt331/pdf/CRPT-112hrpt331. pdf (accessed May 6, 2013).

Woolf, S. H. 2008. The meaning of translational research and why it matters. JAMA299 (2): 211-213.

Yale School of Medicine. 2012a. Diabetes Endocrinology Research Center: Clinical trials. http: //derc. yale. edu/cores/ translational/clinicaltrials/index. aspx (accessed February 13, 2013).

——. 2012b. Diabetes Endocrinology Research Center: Diabetes translational core. http: //derc. yale. edu/cores/translational/ index. aspx (accessed February 13, 2013).

Zerhouni, E. A. 2003. The NIH Roadmap. Science 302 (5642): 63-72.

——. 2005. Translational and clinical science—time for a new vision. New England Journal of Medicine 353 (15): 1621-1623.

——. 2006. Clinical and Translational Science Awards: A framework for a national research agenda. Translational Research 148 (1): 4-5.

第3章 CTSA 项目的愿景

作为庞大的临床与转化医学生态系统的一部分，临床与转化医学基金项目（CTSA 项目）并非孤立而行，而是与瞬息万变、日趋复杂的公共卫生与医疗保健系统息息相关，并且发挥着至关重要的作用。NIH 最初期望 CTSA 基金项目资助建立的临床与转化医学中心（CTSA 中心）能够成为美国大学院校中促进和开展临床与转化医学研究的"科学家园"。IOM 专家委员会在此调研工作报告中也强调，为了更好地明确 CTSA 项目的使命和目标，应该调研 CTSA 项目如何惠及于美国公共卫生与医疗保健系统以及其服务范围；探讨 CTSA 项目对庞大的临床与转化医学生态系统所产生的深远影响和相互关联[1]。

因此，本章节期望从如何促进临床与转化医学发展带来的那些显著而又巨大的变化来理解 CTSA 基金项目所产生的深远影响。专家委员会也希望从中归纳出 CTSA 项目的新目标和新机遇，为 NIH 国家促进转化科学发展中心（NCATS）实施 CTSA 项目的新发展愿景而出谋献策。

一、美国公共卫生与医疗保健的大环境

经过数十年的创新研究，美国在生物与医学科学领域中，包括医药研发、公共卫生与医疗保健等都积累了不少科技成果与创新技术，这些新知识和新技术也让美国社会及其民众从中获益匪浅。例如，人们的预期寿命得到明显延长，人口健康总体水平也呈现出显著改善。一份政府主导的研究项目与质量管理报告显示，一些特定的健康指标以及慢性疾病的管理获得了确切改善（Commonwealth Fund，2011）。例如，近几十年来，控制高血压疾病与改善糖尿病的发病诱因都获得了明确的进展（即控制和管理血压症状、胆固醇和糖化血红蛋白等）（Casagrande 等，2013；Commonwealth Fund，2011）。另一个显著变化，就是从综合型医院到临床诊所、再到超市医疗点（Retail clinic）或家庭，应用经济便捷的辅助诊断技术对疾病开展筛查也越来越普及了。例如，2012 年，美国食品药品监督管理局（FDA）批准的第一个家庭测试艾滋病毒的试剂盒，就是快速筛查工具的开发成果（Chappel 等，2009；FDA，2012）。与此同时，先进的实验室研究设施、不断扩增的数据信息技术和成熟的分析工具相结合，也带动了科学研究模式的更新换代。例如，现在科研人员与企业研发人员可以利用亚马逊网络云服务网查询人类基因组序列数据，而且几乎没有什么成本。这是一个由近千人共同完成，而且仍在不断扩展的人类基因组学图书馆项目（EMBL-EBI，2013；NIH，2012a）。

诚然，科学研究步伐的加快也带来了一些缺憾。例如，美国的公共卫生与医疗保健系统日趋复杂，医疗服务成本不断攀升、质量不一致和不公平现象越发凸显。与此同时，改善社会医疗健康水平的科研成果依然缺乏等(IOM，2013a)。IOM报告指出，由于公共医疗服务系统的管理与应用不当，药品滥用或过度使用药品已经明显地影响了公共卫生与医疗保健的整体质量和安全性，以致使患者的疾病治疗处于高危与无奈状态之中(IOM，1998、2001、2013a)。为了应对这些持续性的挑战，社会各界人士和所有利益相关者(包括政策法规制定者、纳税人、公共卫生与医疗专业人士、科研人员、企业代表、社区团体和患者利益群体等)都在呼吁彻底改革现有的公共卫生与医疗保健体制下的科研模式和实践[2]。目前的核心关注点就是如何将所有利益相关者的价值观整合为一体，建立起全美范围内的公共卫生与医疗保健体制的问责制，以及如何提高医疗服务的有效性和高效率(Public Law 111～148)(Porter，2010；Porter 和 Teisberg，2006)。在全美医疗保健领域内，对于循证的医疗保健系统(learning health care system)的认知度也在不断提升，这种新型模式不仅能够促进形成新的研究合作伙伴关系、改善科研协作网络和临床诊疗服务机制，而且也可以提高医疗保健系统的使用价值和现实意义。

“循证医疗保健系统”的概念是建立在一个不断自我完善的公共卫生与医疗保健体制基础之上，即：将“我们知道什么”转化为“我们应该做什么”。如此创新的理念为公共卫生与医疗保健体制有效地利用新科技，激励研发和整合市场潜力带来了巨大的推动力(IOM，2013a)。通常地，政府部门主管与私营机构决策者都是“依靠和应用先进的科学技术与知识信息来改善和提高他们的服务质量”。在实践中，为了持续地提高和改善人类健康水平与医疗保健效率，还应提倡一种新型的人文关怀理念，即吸引患者、患者家庭成员和全体社区成员参与公共卫生与医疗保健的决策过程(IOM，2013a)。

临床与转化医学就是通过“反复研究与不断创新，产生并应用合作式医疗服务实践。这既是患者与医疗服务保险机构所认可的最佳模式，也是驱动科学研究去发现如何为患者提供最佳医疗服务的必然结果。因此，临床与转化医学作为“循证医疗保健系统”中不可或缺的一部分，更成为公共卫生与医疗保健服务中保障安全、质量与创新的价值所在(Kemp，2012)。

图 3-1 展示了临床与转化医学与“循证医疗保健系统”的内在关联与互动。首先，研究人员与医疗保健服务者要评估或探讨基于社区和特定患者人群的需求，而这些是通过需求评估问卷(external scans)或以符合临床研究人员和医疗保健保险机构的需求为标准(internal scans)来确定的。对所有这些数据进行分析，能够使公共卫生与医疗保健机制的有效性，特别是保障医疗服务流程质量的要求得以完整地体现。这些研究结果直接影响到临床诊疗质量与科研实践水平，这种周期性地相互促进和不断提高确保了“循证医疗保健系统”及其转化医学研究范围在不断地变化中向前发展。

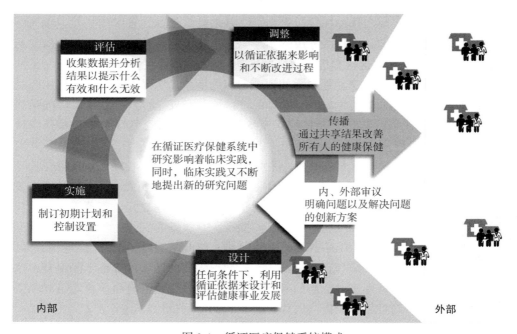

图 3-1　循证医疗保健系统模式

经 Radcliffe Publishing 许可引自 Larson 等，2013.

"循证医疗保健系统"与转化医学研究都需要整合成功的临床实践，包括遵循至关重要的医学研究伦理规范与规则。二者的区别，也就是在传统模式中"临床诊疗实践与临床研究之间的严格区分"（Faden 等，2013）。在研究实践中招募个体受试者参与临床试验与病人享受临床诊疗服务是完全不同的，前者需要接受联邦政府有关政策法规的监管，尤其是必须保护好参与研究的受试者（参照 45 CFR 46），并且研究项目必须对整体医疗保健服务是有益的（Faden 等，2013）。但过度的法规与监管条例，也会威胁到患者个体对于健康获益的期望，甚至延迟或阻碍特殊患者群体在临床疾病诊疗中获益的可能性（Millum 和 Menikoff，2010），特别是在研究辅助工具和分析方法合理化应用方面，或者为提高医疗服务质量而开展有意义的数据共享实践活动等方面所采取的过度监管（Faden 等，2013）。

在对比临床研究与临床诊疗实践过程中，CTSA 中心起到了至关重要的作用，使人们重新认知了伦理与道德之间的差异。CTSA 联盟机构成立了医学研究伦理咨询工作组，其成员包括了 40 所 CTSA 中心的专家代表，他们"创建了一个伦理协作区，彼此之间分享转化医学研究过程中关于医学研究伦理的策略、实践、方案及其有关信息等"（NCATS，2012）。这个伦理协作区既是一个尝试最佳医学研究伦理实践协作的试验区，同时也是传播和共享最佳经验的合作平台。它体现了 CTSA 中心具有促进和推广应用新的科研监管模式的职能，有利于改善患者的诊疗服务，保障其参加研究项目的权益。CTSA 中心除了在努力推广应用这种新型监管模式之外，也在与其他科研机构和政府监管部门开展密切合作，譬如与 FDA、NIH 以及美国卫生部附属的人类受试者保护办公室（DHHS'OHRP）等开展合作。

二、发展中的临床与转化医学生态系统

临床与转化医学生态系统包括了研究人员、资助方、公共卫生与医疗保健系统、研究协作网络、医药卫生专业从业人员、监管机构、企业、社区中的利益相关者，以及在不同环境中从事各种医疗保健服务的机构，还包括实验室、医院、医学研究中心、社区门诊部、私人诊所以及任何其他公共卫生保健场所等[3]。从本质意义来讲，CTSA 项目就是为此生态系统中的各个方面和不同领域的利益相关者提供并促进临床与转化医学研究的相互沟通与交流。

在现实中，由于不同利益相关者所关注利益的多样化，使得该生态系统更容易产生巨大的变革力量。例如，从 20 世纪 70 年代之后，随着基础与临床医学研究开始分道扬镳，医学与生物的基础研究到今天已各自发展成为了一门独立学科，且拥有其独特的教育和培训以及职业发展路径（Butler, 2008），而这种泾渭分明的鸿沟也正是转化医学科学所试图解决的问题。

其他广义性的社会健康问题也备受科研人员的关注。随着公共卫生与医疗保健系统及信息技术的发展，健康与医疗电子病历和数据库的应用加剧了人们对个人健康信息隐私安全问题的担忧，特别是当有关数据信息并不直接应用于改善医疗保健服务的时候，这种质疑就更加强烈了（IOM，2010）[4]。例如，1996 年颁布的"健康信息保险与责任法案"即为此例，这是一部主要为加强患者健康信息保密的监管法规（the Health Insurance Portability and Accountability Act of 1996, HIPPA）[5]。客观上，这种政策法规可能会起好的作用，加强个人信息隐私的保护；但是同时也由于对"使用或透露个人医疗健康与公共卫生信息"的限制，而对期望高效率地开展临床与转化研究带来了潜在负面影响（Pritts，2008）。类似的挑战还会不断地增多，会在"循证医疗保健系统"下随着开展临床与转化医学研究项目的增加而增多；会在传统临床诊疗与临床研究范围或角色之间难以区分时而增多；还会在越来越多地关注受试者权益的保护，采用新试验分析方法、验证甚至修改原有试验方案过程时增多等等。

因此，随着生物技术与医学信息的不断进步和发展，为了发挥临床与转化研究的全部潜力，需要解决健康数据信息利用方面的挑战，拓展探索性研究的空间。例如，有关数据信息隐私协作和数据源链接的问题；文化背景误解、激励机制缺乏，各个部门或交叉领域之间的研究人员（如学术与产业机构之间）数据共享障碍等等。尽管这些存在的问题，最近 IOM 召开的一次相关内容研讨会报告中仍指出：

"转化研究活动可以促进数据群分析与合理化应用，提高公众医疗健康水平，在药物研发过程中保障病人或受试者的安全"（IOM，2013c）。另外，数据信息的碎片化、缺乏标准化或异质性，以及健康数据精准度和质量的参差不齐等也都是对研究人员数据信息利用的额外挑战（IOM，2010、2013c）。

此外，由于科研资金的短缺，也会迫使利益相关者和科研人员优选研究课题、共享研究资源，集中研究项目的目标投入。如今，生物医药企业的研发重点已经远离了从实验室到临床验证的全方位投入，而投资集中用于那些已经完成了人体试验早期验证阶段的产品（Butler，2008；Reed 等，2012）[6]。总之，所有利益相关者，包括研究项目资助者、公众与国会都将面对稀缺的研究资源，益发关注研究项目的价值及投资回报率（Austin，2013；Reed 等，2012；Shuster，2012）。

尽管"对转化医学研究成果的量化评估，仍然是异常艰难的"，其中原因很多，例如，从最初的临床试验到产生可量化的影响人口健康和临床诊疗实践之间所耗费的时间非常久远（Butler，2008）。但是，为了提高转化医学研究的成效及其对公共卫生和医疗保健系统的整体影响，开展研究成果转化的随访与归纳总结是非常必要的。

三、应对不断变化的临床与转化医学生态系统

为应对不断变化的公共卫生与医疗保健系统范畴，临床与转化医学生态系统也应不断地自我调整和完善。这些适应性改变包括加强合作、数据整合技术应用、精简伦理审查流程、更广泛地招募受试者并提高对参与研究患者的保护意识，以及培养具有交叉学科研究能力的人力资源等。

（一）加强合作

越来越多的私立研究机构与政府科研部门开展研究合作，共享有限的资源以促进临床与转化医学研究。相互合作的形式是通过建立广泛协作网络，来鼓励开展研究者发起的科研项目的，以此提高以患者为中心的研究成果转化效率[例如由NIH 启动的 PROMIS 项目动议（patient reported outcomes measurement information system）就是为自我评估公共卫生与医疗保健状况而设计的一个评估系统，具有较灵活、准确的反馈式评估功能（Fries 等，2011；NIH PROMIS，2013）]，使研究成果尽可能地快速转化进入临床应用阶段（Lieu 等，2011；Main 等，2012；Marantz 等，2011；Melese 等，2009）。实际上，加强利益相关者彼此之间的合作关系不仅能够增强研究实力、拓展研究范围和科研能力，更重要的是延伸了转化科学研究的范畴。

政府主导的科研院所与企业以及其他非营利性研究机构之间的合作，也在探

讨各种模式和规则。例如，辉瑞制药公司下属的创新治疗中心建立了与科研机构之间的合作机制，包括组成联合研究实验室、共享化合物数据库和筛选技术等（Pfizer，2013）。倡导开展疾病研究的非营利性机构，例如，囊性纤维化疾病研究基金会的治疗性研究机构也将药物研发部门分拆而独立运营（CFF，2013）[7]。

大学院校内原来的医学健康研究中心（仅开展临床研究），现在也与其他类型的科研机构共享资源[8]。美国最成功的医疗保险机构之一，维护健康组织机构（HMOs）及其附属的医院服务网、医疗保健系统、社区卫生服务中心和以实践为基础的研究网络（PBRNs）也都建立起了自己的研究协作网络，促进和开展临床与转化医学研究实践（Calmbach 等，2012；Lieu 等，2011）[9, 10]。

在初级医疗保健机构或场所内开展转化医学研究，其优势是能够很好地评估研究方案的可行性或直接改进试验方案（Calmbach 等，2012；Fulda 等，2011）。例如，位于得克萨斯州北部，以基层医疗实践为基础的研究网络（称为 NorTex），与北得克萨斯大学的医学健康研究中心开展了一系列转化研究的项目合作，有 300 多名医生、135 个基层医疗诊所共同参与了合作（Fulda 等，2011）。客观上，NIH-CTSA 项目资助建立的 CTSA 中心促进了以患者为核心的转化研究项目（参见第 3 章），带来了类似 HMO 等医疗保险机构与 PBRNs 之间开展合作的难得契机。NIH 共同基金（Common Fund）资助建立的医疗保健系统（HCS）的协作实验室项目，也支持建立转化研究与医疗健康服务的合作关系，而不再是单一化的科研机构或中心了（Matthews，2012；NIH，2012b）。该协作实验室项目还实现了"在增强国家科研能力的同时，建立成本效益比最大化科研模式"（NIH，2012b）的目的。2010 年组建的临床医疗效果研究院（PCORI），其宗旨就是为患者、医生和医疗服务机构提供已知的最佳实践依据，协助医生选择最明智的治疗决策（Burns，2012；PCORI，2013）。这些新形式的临床研究机构合作模式，在加速医学研究与成果转化的同时，也弥补了彼此之间的差距和不足。

社区参与能够很好地促进和加强临床研究也是已知的成功经验（Task Force on the Principles of Community Engagement，2011；Zerhouni，2005）。政府部门、患者及其家属以及社会团体越来越多地意识到了社区参与医学研究的价值所在。因此，保护患者权益的社会团体，医疗保健服务机构和社区组织在参与转化研究项目的同行评议中也越来越起到了积极的主导作用，例如，参加试验方案设计，招募和保留参与临床研究的受试者，促使研究成果迅速转化并回馈于社会。社区团体组织还可以参与更广泛的研究合作。在临床与转化医学研究的所有阶段中凸显社区参与的价值和转化医学研究最佳实践的模式。

（二）整合数据与应用技术

通过建立新型的合作伙伴关系，进一步提高政府研究部门与私立科研机构之间医疗健康数据信息资源共享，最终改变信息资源共用与传播模式。例如，2010年，由美国卫生部与 IOM 共同倡议的关于医疗健康数据共享计划，旨在"加强政府与私立科研机构之间的合作，鼓励创新人员研究利用医疗健康数据信息，开发以提高民众健康和公共卫生服务质量为目标的转化研究项目，提高社区对科学研究的认知度，鼓励社区参与研究合作以改善社区民众的健康状况"(IOM，2013b)。

为更好地开展临床与转化医学研究项目，还应当增强计算机应用与网络联机协作，以及电子化健康档案(EHR)的应用。到目前为止，关于医疗健康信息共享能力每年都在以约 30%的速度增长(Hilbert 和 López，2011；IOM，2011)。生物医学信息学技术的新进展，可以让研究人员存储、检索、整理、保护海量数据并进行研究和分析，从而在更大的范围内，更有效的基础上开展临床研究与药物人体试验(CTSA PIs，2012)。这种整合能力只有通过开发新技术才能够实现，譬如，应用"先进的移动通讯工具与社交网络分析技术，可以使决策机制更加注重实际需求"(Cognizant，2012b)[11]。这些日新月异的科技进步为研发新药和实现药物首次人体临床试验提供了明显的优势和机遇(Melese 等，2009；Waldman 和 Terzic，2010)。

事实上，提高数据信息化与计算能力也"扩大了知识覆盖范围，使得在任何时候、任何地方获取患者的临床诊疗信息成为可能，并且，能够协助病人和医疗服务保健机构对慢性病开展科学管理与监控"(IOM，2013a)。公共卫生与医疗保健信息技术还可以促进临床诊断与个性化用药实践经验的共享，最终，改善患者所获得医疗保健的质量和效率(Friedman 等，2010)[12]。例如，在阿肯色州，应用蓝色智能预测系统可以预先分析糖尿病患者的医疗保险支付信息数据库，从而有效降低医疗成本(Rosenbush，2012 年)。现在全美一半以上的临床医生已经应用了电子健康档案系统(EHR)(Jamoom 等，2012)，这就使得 HMO、PBRN 与其他研究协作网络可以通过应用和共享该系统而建立合作伙伴关系，开展以患者为核心的转化医学研究(例如，临床疗效的比较学研究等)(Elliott，2012；Miriovsky等，2012)[13]。此外，目前也在利用健康电子档案信息，开展改善疾病诊疗过程与患者总体健康状况之间相关性的转化医学研究项目(University of Illinois at Urbana-Champaign，2011)。

（三）精简 IRB 伦理审查流程，提高对参与研究项目患者的保护

随着私立与公立研究机构之间开展越来越多的科研合作，对合作模式的要求也不断提高，并且在保障对受试者保护的前提下，要逐渐精简研究项目的 IRB 审议和监督程序。在遵循联邦法规中保护个体参与研究项目的规则前提之下，更多的研究机构倾向于选择应用单一的 IRB 项目审查机制，但也遵循多中心 IRB 审议研究方案的程序。例如，由国家癌症研究中心(NCI)所资助的部分多中心临床试

验就是按照中心伦理审查委员会倡议的单一伦理审查方式来审议的，与此同时，也允许当地 IRB 根据特殊条件和伦理问题进行再审议（Millum 和 Menikoff，2010）。CTSA 联盟机构也建立了 IRBshare 系统，通过一个具有安全保密系统的门户网站，协助开展多中心临床试验的伦理审查程序（Vanderbilt University，2013），包括共享伦理审议文件模板和提供 IRBshare 协议模式等。

新的临床试验监测方法也提高了对试验受试者的保护。不同临床试验机构中开展临床试验的现况是：研究人员的技术水平和经验不同，研究机构所遵循的伦理法规也不尽相同，各个医疗机构所提供的临床治疗手段和服务选择也不相同，以及越来越多的临床研究全球化合作趋势（Glickman 等，2009）。越来越多的临床试验资助厂家也正在积极地投资新技术开发、研究新的管理模式应用，以提高临床试验的针对性并实现有实效的监测。例如，临床试验集中监控，可以让研究项目资助机构远程访问数据信息和评估数据变化趋势，及时而又有效地发现偏差或潜在问题（Bhatt，2011；Cognizant，2012a；FDA，2011）。此外，使用基于风险的监测模式也可以在验证关键试验参数的完整性同时，保障研究项目参与者的权益，从而实现研究试验整体化和一致性（FDA，2011）。

（四）广泛招募受试者

为解决招募受试者的困难和保持其参与率，应采用多元化模式提高招募受试者的广泛程度。目前，参加临床试验的受试者包括参与随机化试验的健康个体、患者和在医疗保健网络、合作机构和社区机构内注册登记的个人等。Harris 与他同事（2012）的研究结果提示广大民众对参加临床研究还是有感兴趣的，但对临床试验或如何参加临床试验知之甚少。CTSA 项目资助开发的 ResearchMatch 平台就是希望克服和解决研究者与被招募志愿者所面临的共同挑战。该网络平台启动后，在利用 ResearchMatch 的最初 19 个月中，获益的约有一半研究项目是临床试验，还有其他类型的研究项目包括行为与心理学研究实验、观察性研究及以社区为基础的研究项目等（Harris 等，2012）[14]。在整个临床研究过程中，PBRNs 与研究倡导机构也在为招募广泛的社区成员参与临床研究项目而开展合作（NCATS，2012）。

（五）培养具有多学科交叉研究能力的人力资源

保障临床与转化研究获得持续性成功，主要是依靠建立一支适应能力强、训练有素的专业化和多元化的科研队伍。因此，随着转化科学领域的不断拓展和变化，必须有计划、有步骤地更新现有科研人员的研究技能，同时，培养新一代临床转化研究型科学家——医生。由于美国人口比例结构也在不断变化，这就更需要在临床与转化医学事业发展中鼓励和支持少数族裔研究人员和弱势群体代表参与。开展有效的临床与转化医学研究需要团队协作精神，而这些团队的核心成员应当是临床型科学家，他们可以在基础与临床医学，以及公共卫生实践之间起到贯穿和衔接作用。最近十几年来，参与医学研究的医生比例已明显下降，因此，需要建立创新方案与激励机制来扭转这种趋势（Roberts 等，2012）。CTSA 项目的核心职能之一就是提供交叉学科领域的教育和培训，强化研究团队的建设。总之，CTSA 项目的基本原则是推动以团队科学为基础的研究实践，因此，应当鼓励不断创新和多学科交叉协作（Kroenke 等，2010；Pienta 等，2011）[15]。

四、CTSA 项目的愿景——CTSA 2.0

目前，尽管科学研究的节奏仍在不断地加快，但是临床研究依然没有能够充分地解决如何改善公共卫生与医疗保健服务，以及临床诊疗中具体和迫切需解决的问题。各个 CTSA 中心应该发挥它们各自的独特优势，解决临床与转化医学生态系统的局限性，这一点是极其重要的。例如，首次人体临床试验的挑战，参加临床试验受试者的限定招募和维护；研究干预方案的有效性评估和健康结果鉴定。尽管 CTSA 项目已经认识到了研究资源与潜在合作伙伴关系的重要性，但是在建立研究人员与社区的合作关系方面，还是缺乏对团队科学的激励机制；在全面拓展与企业和其他合作伙伴之间的实质性合作上，也面临着政策与法规监管方面的挑战，以及临床研究与临床诊疗实践之间的伦理问题（包括遵循相关监管规范准则）等。

CTSA 项目成功资助建立了以临床与转化医学研究为核心的 61 所 CTSA 中心。无论是在研究实践、还是在信息资源共享方面，这些 CTSA 中心作为一个整体，对患者的疾病诊疗与公共卫生保健服务都产生了深远的影响。目前，各个 CTSA 中心还在不断改善自身的科研合作环境，为临床与转化研究人员提供研究资金和基础设施支持；协助临床与转化医学专业人力资源的教育与培训。此外，CTSA 项目也已经开始促进社区与外部机构之间建立合作伙伴关系，例如，社区与医药企业的转化研究合作等。

然而，为适应不断变化的公共卫生事业与医疗保健服务的需求，我们还需要做更多工作来建设一个积极进取的科研环境。NCATS 作为 CTSA 项目新的管理机构已经承诺、并且规划好了下一步推进 CTSA 项目的工作程序。NCATS 将下一阶段的规划与设想称为 CTSA 2.0（Briggs 和 Austin，2012）。在本调研报告中，专家委员会采纳并使用了此简捷描述 CTSA 2.0。CTSA 2.0 所面临的真正挑战将是为这 61 所 CTSA 中心设计发展目标，创建激励机制，鼓励彼此之间建立全国性协作网络。通过该转化医学协作网，倡导和维持各个中心彼此之间的合作；与 NIH 附属院所和研究中心之间的合作，以及与社区、企业和其他科研合作伙伴之间的合作。

　　IOM 专家委员会期望 CTSA 项目从目前较松散的组织结构升级成为更加紧密与功能整合的协作网络机构，在发展中树立起核心领导权威，所有 CTSA 中心、CTSA 联盟指导委员会与协调中心应齐心协力，按照转化研究的流程共同促进诊疗与预防干预措施的科研成果转化；推荐和倡导创新研究方法与最佳实践，制定信息技术标准与发展政策法规，提倡研究资源共享。希望 CTSA 项目通过完善基础设施与创新环境迅速强化其网络化协作机制，从而加速开展基础研究，不同疾病和不同年龄组的临床与转化研究，使公共卫生与医疗保健系统等都能够从中获益。

　　为了适应千变万化的环境，充分发挥潜力，CTSA 项目必须建立其核心优势、转变学院派的研究模式，成为临床与转化医学研究合作的"家园"，并作为连接和集成协作网络的主动集线器(Hub)。基于目前的调研结果，IOM 专家委员会为 CTSA 项目的未来发展与成功提出了需要把握的 4 个关键机遇，建议 NCATS 行动起来引领 CTSA 项目：

　　(1) 积极执行与维护 CTSA 项目的领导力：进一步强化 NCATS 的领导地位。根据 NIH-CTSA 合作协议，加强对 CTSA 项目的总体方案布局和规划管理。体现 NCATS 领导力的具体方式包括 NCATS 领导者应积极参加 CTSA 中心的管理工作，参与建立社区合作伙伴关系，以及参与在 CTSA 项目总体设计中其他方案的有效实施，名副其实地为其他合作伙伴和 CTSA 协调中心的未来发展提供参考建议等。

　　(2) 开展务实和有成效的合作：CTSA 项目应当评估 CTSA 中心内部以及彼此之间有建设性和富有成效的合作。支持建立真正的科研合作关系，包括与 NIH 附属院所和研究中心，与其他外部科研机构或实体，如患者团体组织、社区、公共卫生与医疗保险机构、企业和政策法规监管机构等的合作。

　　(3) 开发并提倡共享创新研究资源：在临床与转化医学研究过程中，发挥 CTSA 项目的催化剂作用，加强科研人员与其他辅助人员之间的合作，支持开发科研项目、优化研究方法、共享最佳实践经验、应用医疗健康的信息技术、辅助研究工具、政策规范咨询，以及任何其他资源等。

　　(4) 继续加强教育与培训、社区合作建设以及儿童健康研究：在这些转化研究的交叉领域中，必不可少而且极其重要的是建立一支强大而又多元化的科研队伍，教育与培训其科学团队(team science)精神。在整个转化科学领域中继续保持强劲的合作与发展，重点关注社区参与，并且根据社区和患者的需求，解决一系列创新转化研究问题，由此寄希望获得更多民众对参与转化研究的支持。CTSA 项目应该解决和克服对儿童健康研究重视不足的现象。

【注释】

[1] 临床与转化医学生态系统及其内容？

从字意理解"转化"包括了 3 层含义：①用另外一种语言翻译表达相同含意内容；②变化

为另一种形态或方式；③在原有基础上或平行改变或发展为新形式。因此，诠释临床与转化医学生态系统涵义时还必须融入系统性思维模式。因为系统性思维模式是指转变或转化过程中如何影响另外一个体系统，包括影响解决问题的方法，结局或产出，以及如何使系统相互之间或各自独立进行资源整合等。最后，从上述这些方面再来理解临床与转化医学生态系统及其内容就应当包括了进化中的转化与生命科学领域的整体、系统性思维、变革生存环境与医学科学知识增长的实践过程。

在本文的 IOM 报告中所述"临床与转化医学生态系统包括了研究人员、资助方、公共卫生与医疗保健系统、研究协作网络、医药卫生从业人员、监管机构、企业、社区利益相关者，以及不同环境中从事各种医疗保健服务的机构，还包括了实验室、医院、研究中心、社区门诊部、私人诊所和任何其他公共卫生保健服务场所等"。从广义的实践活动中理解 CTSA 项目，即 CTSA 项目为该生态系统中的各个方面和不同领域的利益相关者建立了临床与转化医学领域的相互沟通与交流的生态系统。

[2] 美国公共卫生与医疗保健的体制，以及公共卫生与医疗研究范畴

现阶段，美国公共卫生与医疗保健体制受奥巴马总统主张的医改法案影响仍在不断改变之中。这其中最被关注的是患者可承受医疗服务法案 "Patient Protection and Affordable Care Act, PPACA"。尽管美国公共卫生与医疗服务体制主要是市场化运作，但由于联邦政府制定了 PPACA 法案，彻底改变了仍在争议中的美国公共卫生与医疗保健体制并促使社会在医疗保健体制的不断变革。

现实的美国社会中，提供医疗服务的机构有大约 62%（医院等）属于非营利性；20%（医院等）属于政府或公有性，而约 20%（医院等）为营利性机构。

在这样多重性医疗保健服务体制下，诠释公共卫生与医疗研究的范畴也必须遵循其特色。最近由 Tufts 大学医学院长 Dr. Harry Selker 等在 *Science Translational Medicine* 上发表的评述文章中阐明了转化医学研究即是美国科学界所面对的公共卫生与医疗研究的合理化范畴。因为转化医学科学领域不仅包括了基础研究、临床研究试验与验证、社区参与转化研究等，还包括了转化医学与交叉科学领域的教育与培训实践活动等。

[3] 美国医疗服务系统中，医院、诊所、超市医疗网点及家庭保健彼此之间的关系

在美国医疗服务系统中，除了常规医院和社区医疗诊所，近十年来开始兴起了超市医疗网点或便利诊所。例如：沃尔玛超市和 CVS 便利店等医疗服务站等。美国著名医疗服务机构，如梅奥诊所和克利夫兰诊所也利用其医疗品牌优势拓展其临床诊疗服务网络。这些医疗服务的新型模式不仅仅是对传统医疗服务模式——医院就诊的补充，更是越来越多地被转化医学所关注并且作为社区参与转化医学研究的合作模式与平台。社区参与转化医学研究实践，特别是偏远地区缺医（专业医生）少药（药品供应）状况下对慢病的研究，利用社区超市结合功能在提供便利医疗保健服务同时对于疾病预防与宣教开展工作，有些超市医疗网点甚至还承担了招募临床试验受试者宣传和推荐工作。这不失为一项医疗服务与转化研究的双重机制。总之，在美国的整体医疗服务体系中，医院、社区诊所和超市医疗网点以及家庭保健服务越来越多地加入到临床与转化医学研究领域中来了。这必将会使越来越多的创新产品和好的诊疗方案直接惠及于患者群体和社区。

[4] 转化医学研究与公共卫生医疗服务之间的相互关系

有研究论述转化医学研究与公共卫生医疗服务之间的相互关系孕育着双向支持和协同机制，即探索研究与实践应用。具体包括：①治疗的验证研究；②转化、培训以循证为基础的诊疗实践；③评估临床应用与反馈研究成果；④在更高层次上整合与转化，包括交叉专科领域和社区参与实践。因此，公共卫生医疗服务既是转化医学研究的"实验室"也是成果转化的"验证基地"，而转化医学研究则是在以提供更好的医疗卫生服务为主旨，在研究更有效产品或方案的同时，不断地推进转化医学研究的进程。

[5] HIPPA 法案的核心意义（也称"健康保险携带和责任法案"）

HIPP 法案（Health Insurance Portability and Accountability Act of 1996, HIPPA）源于两位著名议员 Kennedy 和 Kassebaum 倡议并极力推动的一项关于公共卫生与医疗服务机会均等和健康信息管理体制改革的法案，又被称为 Kennedy-Kassebaum 法案。1996 年 8 月，该法案由美国前总统克林顿签署并获得国会批准而正式生效。HIPPA 法案的核心意义包括了两大部分：①保障涉及失业人员以及从新择业人员所享受社会医疗保险的权益；②制定了公共卫生和医疗保健信息化及其管理系统的标准化条例。其中第二部分明确了一些强制性规定，要求提供医疗保健服务和医疗保险的机构必须改革现有的数据信息管理模式，例如，法案规定患者疾病和健康记录、信息管理和财务数据等均需要采用标准化格式（EDI）；每个医疗保健实体（包括个人、业主、医疗保健计划和医疗服务保险提供商）均采用唯一性认证码（ID number）；采取更安全的管理机制确保个体的健康信息数据具有保密性和完整性。

与此同时，该法案由于严格规定了健康信息隐私的保密制度，例如，12～18 岁青少年的健康信息，如果需要提供给任何其他有关医疗服务机构，甚至在提供给他们的父母时也必须获得当事人的许可。从这点来看，保护健康信息隐私的权益获得了更严格的法律保护。然而在临床与转化医学研究中，特别是社区参与转化医学项目时，科学家和研究者们更多的是期望和鼓励共享信息资源，并且在自然社区环境中开展对疾病疗效的比较学研究。因此，在社区参与的疾病临床与转化医学研究过程中，科学家始终处于科学探索与遵循法规的挑战和纠结中。

[6] 企业的关注从全程研究领域即"实验室到病床前"的投入转向了更多已经完成早期试验的成果

理解企业的投资行为总是具有明确的市场导向，既要在同行竞争中脱颖而出，又要在时间上抢占先机。在这样的市场竞争和不景气经济大环境之下，企业决策者们必须考虑优先投资那些已经完成了早期人体临床试验、并且验证研究性药物或方案的基本安全性指标可靠的产品或机遇。从另一个侧面来理解，随着政府主导的在公共卫生与医学研究领域投入基金数额逐年增加（现在只是减缓慢了！），的确也积累了相当可观的可转化的科研成果或拥有专利保护的预期产品，然而，对于学院派科学家和医疗研究机构的临床研究人员而言，那些潜在的商业化机遇不仅无法吸引他们，反而让他们会更加关注研究出更多的，前沿性新发现和新成果，客观上，这就呈现了科学研究论文越来越多，但转化出去的产品或投入的资金和精力反而并不增加，造成了大量的研究成果和有潜力的产品滞留于转化医学研究流程中。

因此，NIH 认识到了改变这一现状并非完全依靠 CTSA 基金项目，更重要的是通过 CTSA 资助而建立起促进转化医学研究的机构与平台——临床与转化医学研究中心。这样一来，企业界也看到了转化研究过程中的风险共担利益共享机会。所以，越来越多制药企业与转化医学机构开始建立了合作关系，甚至投资建立自己的转化医学研究中心来辅助和支持成果转化，诚然，企业的商业化性质是关注已完成了早期人体临床试验的成果，这是市场利用最大化的必然趋势。

[7] 疾病/患者宣传组织（**disease/patient advocacy organization**）

"疾病/患者宣传组织"的理念和相关实践活动最早源于美国社会的 20 世纪 30 年代。与通常意义的社会慈善基金会或医学健康扶持机构不同，形成此类组织的原动力是来源于美国民众自发图强的民族精神，以及患者群体和社会共同参与的强烈意识。现在，这种内在的美国精神越来越多地唤起了患者及其家属联合起来，倡导并支持他们所关注疾病的科学研究探索，甚至直接参与各种科研活动，协助克服在医学研究过程中的困难或障碍，加快发现更好、更有效的诊疗方法或提供对该疾病的相关知识等。

例如，在 IOM-CTSA 报告中所谈及的囊性纤维化基金会及其宣传组织就是成立于 20 世纪 50 年代"疾病/患者宣传"机构。该机构不仅为患者及其家属提供各种情感上的帮助和社会支持，还专门成立了基金会，通过提供资金支持来开展科学研究，甚至招募和培养对此疾病研究感兴趣的专业人员，为他们提供各种研究条件和合作机会。

"疾病/患者宣传组织"最初的工作模式是为患者及其家庭成员提供精神上的支持和部分经济扶持，对社会公共卫生与医疗健康研究领域的影响力并不十分显著。进入 20 世纪 90 年代后，这类组织开始意识到单纯地给予患者和家属精神上的支持，还远远不能达到所期望的揭示疾病原理的目的。因此，他们越来越积极地参与医学研究，提供力所能及的辅助支持，而且也意识到彼此共同享有一种理想和愿景的重要性。因此，在更大范围内，他们开始组织起来共享信息和基础设施促进研究合作等。在该领域的领导者中，最突出的事迹应属于 Brad Margus 先生，他是两个孩子的父亲，他的两个孩子患有罕见的遗传性疾病——共济失调性毛细血管扩张症（ataxia telangiectasia，AT）。为此，他成立了倡导和宣传研究该疾病的非营利性疾病与患者宣传组织（advocacy organization），并且联合其他疾病宣传组织共同开展合作，最后，他还组建了一个生物技术公司从事该疾病领域的产品研究和开发。然而他本人的职业背景却是位养虾的渔民。

另一案例也有着类似的经历，一位名叫 Jannine Cody 的女士在女儿出生时，便被医生告知，她的女儿患有先天性第 18 染色体异常，很难存活下来。Cody 女士并没有气馁，反而因此建立了研究该遗传基因异常疾病的基金会，她本人又重新回到大学学习并获得了博士学位。现在她掌管着研究此疾病全美最大的医学研究机构，而她的女儿也进入大学学习了。这些都是获益于 Cody 女士的科学研究，她成功发现了生长激素（growth hormone），使得她的女儿以及所有患有同样疾病的其他儿童都得到有效的药物治疗从而健康地存活了下来。

因此，在这里我们诠释"疾病/患者宣传组织"，更多是希望读者思考如何号召和鼓励患者及其家属从"被动地接受"到主动地"支持和参与"医学研究和健康发展活动。从根本上推进临床与转化医学事业的发展。

[8] 学院派研究中心（academic health centers，AHC）

2001 年，IOM 开始着手归纳和总结美国在生命科学与临床医学研究领域的发展趋势。最早提出建立学院派健康研究中心设想的是著名的宾夕法尼亚大学及其附属医院和科研机构。根据这个实例，IOM 归纳出了 AHC 的定义，即 AHC 不是一个简单的研究机构或研究院，而是依照其在医学健康事业和公共卫生服务领域中的职能所组成的机构集合体。这一集合体的主旨和目标是为患者群体和社会提供医疗健康保障和医疗服务，而之所以能够承诺这些职能是由于各个组成机构所具有的综合功能使然。包括开展疾病与健康的科学研究；教育和培养专业人才以及提供医疗保健服务；为大众和生物医学科学领域提供新知识来认知和诊疗各种疾病。由于客观条件和不同的成员组成，所成立的 AHC 模式和其愿景可能各有不同，但 AHC 所面临的挑战是相同的，即探索和认知人类的疾病与健康问题。

在 NIH 提供 CTSA 基金项目时，主要是以现有的 AHC 为主，目的就是为了进一步提高和强化现有的临床与转化医学研究的综合能力与协作机制。因此，在 AHC 附属的医学院校或科研机构中建立了 CTSA 中心，依然会传承现有的科研优势和特色而且还会不断发挥其特长。而这也正是此次 IOM 专家委员会调研中所提倡和建议的，即发挥各自优势和特长。因为 CTSA 项目涵盖了临床与转化医学研究全程，但每个 CTSA 中心则应当具有其所转化研究的侧重和选择。

[9] 医疗健康服务维护组织（health maintenance organizations，HMOs）

在美国社会中，医疗健康服务维护组织作为一种协调机构或承担着组织与各个医疗保险服务商、个体自我保险或医疗服务管理机构等之间的合作，同时也是医院，医疗专家与专业护士之间的协调平台。政府通过制定 HMO 法案要求企业对所雇佣的从业人员（人数不低于 25 人）必须依法提供 HMO 认可的基本医疗健康保险服务，而支付这些医疗保险服务的费用则是采取预先支付保险费用模式，由 HMO 代为管理和协调所获得的有偿保险服务。承保个人可以在 HMO 组织和协调的医院，专业医疗健康保健机构之间选择他们自己所认为适合的医疗保险服务项目和模式。在 HMO 提供的医疗健康服务中，急诊治疗无论个人是否选择作为其中的服务项目之一，HMO 都必须是提供此项医疗服务。

从 HMO 提供医疗服务的运作程序上来看，承保个人需要先选择一位全科专业医生（primary care physician，PCP），也称为家庭医生来负责个人的基本健康和疾病诊疗服务或根据具体病情来协助患者转诊到专科医生那里去。总之，作为美国社会中特有的医疗健康服务维护与协调组织，HMO 也有不同模式和组成形式，也可以根据雇主机构或个人选择不同的 HMO 中的不同服务。在联邦和各州法规中都有明确的，但也有些不同的条款来规范 HMO 及其相应医疗服务机构或专业保健组织。

[10] 以实践为基础的研究网络（practice based research networks，PBRNs）

在此 IOM 调研报告中，把开展临床与转化医学实践与建立以实践为基础的研究网络协作视为至关重要的活动。这里，我们需要简单了解"以实践为基础的研究网络"的形成和其实际作用以体会其涵义和合作机制。

在社会公共卫生与医疗服务系统中，"以实践为基础的研究网络（PBRN）"是指一群关注并为患者提供相应医学诊疗服务的专业人员，其中包括个体的疾病诊疗与健康保健服务等。通常地，在临床诊疗实践中 PBRN 网络的专业人员是专科疾病的医疗服务人员，他们在同一协助框架下开展疾病的诊疗与科研工作，他们的工作既是临床诊疗、也是临床研究，更是以实践为基础，针对广大患者/社区群体的健康和疾病状况的转化研究，以及以社区组织为基础的公共卫生和保健研究活动等。

[11] 移动或远程信息采集系统

移动或远程医疗信息采集系统主要是指利用常规的移动通讯手段或辅助工具，例如手机和移动通讯硬件连接电脑终端而完成对疾病研究和医疗循证信息的收集与整合分析实践活动。最近，美国 FDA 还专门为移动或远程医疗信息采集系统在临床研究与诊疗服务实践中的应用开发给出了建议性技术和管理指南。

移动或远程医疗信息采集系统越来越成为临床与转化医学研究领域中所青睐的辅助研究和信息交流工具。它不仅具有独特的优势来协助研究人员及时地收集研究项目参与者的反馈信息，而且还能实时地监测和关注有生命风险的疾病医疗状况及其病情发展。另外，它可以协助患者或研究项目参与者自我管理相关信息收集和个体感受记录，以获得最及时的医疗护理服务等。

目前，在美国医疗保健服务中应用移动或远程医疗信息采集系统比较常见于疾病辅助诊断和监测心脏疾病的异常状况，以及监测糖尿病患者的血糖指标或高危人群的血糖变化状况等。尽管如此，业内专家以及监管机构（FDA）并不建议将移动或远程医疗信息采集系统作为临床疾病的诊疗手段或工具，应当仅为参考而应用。但在临床与转化医学研究实践中，特别是鼓励社区参与的转化医学研究项目中，越来越多的实际案例显示出了移动或远程医疗信息采集系统的优势与经济适用性。这也是为什么 IOM 专家委员会鼓励和提倡在转化医学研究中应用移动或远程医疗信息采集系统。

[12] 个性化医疗（personalized medicine）

2003 年，在 NIH 领导下经历了数十年的艰辛科研攻关，人类基因组学项目（Human Genome Project）终于明确了人类个体的基因序列组成的全貌。由此而引起了科学家们开始思考人体基因的特殊变异也许是造成或引发某些疾病发生和发展的根本原因。在实践中尽管组学技术得到了广泛推广与应用，而越来越清晰的认识到疾病与特定基因组信息变异呈现多样化和复杂性相关，医学界似乎已经明确了疾病基因组学的发病机制，这也是个性化医疗概念的的来源，也开拓了现代医学科学与公共卫生医疗保健的未来发展大趋势。鉴于此，了解并掌握基因医学与疾病的基因学发病机制，特别是针对某一个体的基因特征与疾病诊断和治疗疗效，在很大程度上将预示着医学治疗学的彻底改变以及现代诊断学技术的分子化进程。

在此 IOM 调研报告中提及的案例，包括阿拉斯加州通过分析当地人群的基因信息进而预期诊断和防治糖尿病的发病与治疗方案。同样的，在更多的临床诊疗应用中，通过确认个体的基因组学信息，结合临床疾病的进展信息更能够提供准确的疾病发展状况，甚至可预测治疗效果和预后。进而也使得疾病的治疗成本达到预期可控的目的。总之，个体化医疗已经能够为患者和医生提供如下科学信息：

(1)更清晰和更明确健康和医疗信息并做出适当的决策；

(2)更有效或准确的靶向性治疗及其可预测疗效；

(3)减少不必要的不良反应或潜在风险；

(4)提供更多信息来预防疾病而不仅仅是应对疾病的发展；

(5)可以有更早期的治疗或预防手段，同时，也相应地降低了医疗服务成本。

[13] 比较学研究（comparative effectiveness research，CER）

比较学研究（CER）是直接比较现行的医疗干预措施，包括预防、诊断、治疗和监测健康状况等，以明确哪些干预措施对哪些患者并且能够带来最大益处和风险保护效果最好。比较学研究的核心问题是在实际环境中什么情况下哪种疗效最佳。CER 的目的是协助患者、医生、医疗保险机构和公共卫生与医疗服务决策者做出循证的科学明智决策，最终提高个人和社会群体的医疗保健服务水平和质量。

CER 一个重要的组成部分是循证务实的决策实践，通过临床研究试验来测量诊疗方案的有效性，因而在日常的临床治疗实践中更好地获益。这样的决策机制比传统意义的临床试验设计以验证不同的功效或治疗效果更接近于真实世界。

在转化医学研究领域中，美国塔夫茨大学医学院推动并力行开展比较学研究，并设计了一套完整的教学培训课程。通过系统性教学培养临床医生掌握比较学研究相关的方法，使医生在他们的临床诊疗实践中能够发挥其主动研究的积极性，开展比较学研究。最终，在研究治疗效益的对比和应用政策方面提高医生的医疗服务质量和社会服务价值。

[14] 以社区为基础的研究（community-based research）

根据 NIH 定义及其范围，以社区为基础的研究归纳分为 3 个阶段：

(1)过去，美国第 32 届总统罗斯福曾阐述：一个政府成功与否最终是以其社会民众的福祉和安康为检测标准，而且没有比评估公共健康状况更为恰当的了。但是，医学研究可能更多的是关注多数人群的健康需求，而忽略了不同文化或性别在疾病发生率上的影响或那些少数民族群体的健康状况。

（2）现在，美国政府所资助的医学研究导向和公共卫生领域的发展，科学研究更加关注不同种族之间的差异、健康条件与环境的优劣状况了。越来越多的科学研究项目开展对不同种族、文化、性别和社会经济状况、生存条件和不同地域分布和所在社区群体的医疗健康状况进行研究。这些即是现代医学研究的核心重点之一，也是以社区为基础的研究内涵。

（3）以开展社区为基础的研究重点是提倡在医疗保健研究人员与社区领导和代表人之间的交流与合作，包括开展研究项目的设计、实施方案和验证效果等。最终目标是持之以恒地推进在社区层面上的转化医学研究而改善医疗服务与健康发展水平。

[15] CTSA 核心原则之一：鼓励交叉学科技能，团队科学精神

CTSA 的核心原则之一是鼓励交叉学科技能和团队科学精神（team science），其寓意来源于大科学（big science）的后基因时代，团队模式是应对现代前沿科技挑战的最佳模式。在生命科学领域中，团队合作的研究成果与发表的论文比单一研究者的成果更能获得青睐和重视。这也是客观表明了团队的科学研究更容易获得认可和更具有创新意义。在转化医学研究领域中，由于涵括了 T1～T4 全部转化医学研究过程，因此，在更多情况下只有团队科学合作，才有可能理解并共同诠释那些新的科学探索问题，应用现代交叉学科的技能，最终完成和达到转化科研成果于临床诊疗应用实践的目标。

NIH 针对团队科学精神也适时地提出了合作规范指南，但对于在不同的研究院所环境下最佳团队科学策略并没有固定的模式，特别是转化医学研究涉及从基础研究到企业化合作，并最终将产品市场化的过程，因此，团队科学精神完全是依靠于成果产出转化导向的团队科学合作。总之，分析形成团队科学合作的要素如下：

特点	特殊贡献
目标	针对人类疾病问题和社区健康事业发展
	加速和更高质量地完成科研活动
	拓展交叉科学领域及完善团队成员的知识结构
	通过相互融合与学习来提升团队的工作效率
结构	交叉知识和不同技能的结构组成
	形成确定的合作规则
	与内外研究网络和群体建立合作关系
形成模式	合作
	相互辅助
	自发和自我选择形成团队
	共同使命而形成团队
	技术特长互补合作

参 考 文 献

Austin，C. P. 2013. National Center for Advancing Translational Sciences：Catalyzing translational innovation. PowerPoint presented at Meeting 3：IOM Committee to Review the CTSA Program at NCATS，Washington，DC，January 24，2013 http：//www. iom. edu/～/media/Files/Activity%20Files/Research/CTSAReview/ 2013-JAN-24/ Chris%20Austin. pdf (accessed February 13，2013).

Bhatt, A. 2011. Quality of clinical trials: A moving target. Perspectives in Clinical Research 2(4): 115-150.

Briggs, J., C. P. Austin. 2012. NCATS and the evolution of the Clinical and Translational Science Award(CTSA) Program. PowerPoint presented at Meeting 1: IOM Committee to Review the CTSA Program at NCATS, Washington, DC, October 29, 2013 http://www. iom. edu/～/media/Files/Activity%20Files/Research/CTSAReview/2012- OCT-29/ IOM%20Briggs-Austin%20102912. pdf(accessed February 13, 2013).

Burns, J. 2012. What works best for patients? PCORI hopes to provide answers. Managed Care, December: 36-39. http://www. managedcaremag. com/archives/1212/1212. pcori. html(accessed February 13, 2013).

Butler, D. 2008. Translational research: Crossing the valley of death. Nature 453(12): 840-842.

Calmbach, W. L., J. G. Ryan, L.- M. Baldwin, et al. 2012. Practice- Based Research Networks(PBRNs): Meeting the challenges of the future. Journal of the American Board of Family Medicine25(5): 572-576.

Casagrande, S. S., J. E. Fradkin, S. H. Saydah, et al. 2013. The prevalence of meeting A1C, blood pressure, and LDL goals among people with diabetes, 1988－2010. Diabetes Care, February 15. http://care. diabetesjournals. org/ content/early/2013/02/07/dc12-2258. full. pdf+html(accessed April 3, 2013).

CFF(Cystic Fibrosis Foundation). 2013. Cystic Fibrosis Foundation therapeutics. http://www. cff. org/research/cfft (accessed May 6, 2013).

Chappel, R. J., K. M. Wilson, E. M. Dax. 2009. Immunoassays for the diagnosis of HIV: Meeting future needs by enhancing the quality of testing. Future Microbiology 4(8): 963-982.

Cognizant. 2012a. Cognizant's clinical transformation: More than a solution, it's a new way to work. http://www. cognizant. com/OurApproach/Cognizants-Clinical-Transformation-More%20-Than-Solution-Its-a-New-Way-to -Work. pdf(accessed April 10, 2013).

——. 2012b. A vision for U. S. healthcare's radical makeover. http://www. cognizant. com/InsightsWhitepapers/A-Vision-for-US-Health-Radical-Makeover. pdf(accessed March 28, 2013).

Commonwealth Fund. 2011. Why not the best? Results from the national scorecard on U. S. health system performance, 2011. Washington, DC: Commonwealth Fund. http://www. commonwealthfund. org/～/media/Files/Publications/ Fund%20Report/2011/Oct/1500_WNTB_Natl_Scorecard_2011_web. pdf(accessed March 26, 2013).

CTSA PIs(Principal Investigators). 2012. Preparedness of the CTSA's structural and scientific assets to support the mission of theNational Center for Advancing Translational Sciences(NCATS). Clinical and Translational Science 5(2): 121-129.

Elliott, V. S. 2012. Practices can use EMRs to join more clinical trials. AMA News. http://www. ama-assn. org/amedn-ews/2012/03/12/bica0312. htm(accessed February 13, 2013).

EMBL- EBI(European Molecular Biology Laboratory-European Bioinformatics Institute). 2013. 1000 Genomes Project. http://www. 1000genomes. org/data(accessed May 7, 2013).

Faden, R. R., N. E. Kass, S. N. Goodman, et al. 2013. An ethics framework for a learning health care system: A departure from traditional research ethics and clinical ethics. Hastings Center Special Report 43(1): s16-s27.

FDA(Food and Drug Administration). 2011. Guidance for industry: Oversight of clinical investigations—a risk-based approach to monitoring: Draft guidance. Rockville, MD: FDA. http://www. fda. gov/downloads/Drugs/. . . /Guidances/ UCM269919. pdf(accessed April 10, 2013).

——. 2012. FDA approves first over- the- counter home- use rapid HIV test. http://www. fda. gov/NewsEvents/Newsr-oom/PressAnnouncements/ucm310542. htm(accessed April 3, 2013).

Friedman, C. P., A. K. Wong, D. Blumenthal. 2010. Achieving a nationwide learning health system. Science Translational Medicine 2(57): 1-3.

Fries, J., M. Rose, E. Krishnan. 2011. The PROMIS of better outcome assessment: Responsiveness, floor and ceiling effects, and Internet administration. Journal of Rheumatology 38(8): 1759-1764.

Fulda, K. G., K. A. Hahn, R. A. Young, et al. 2011. Recruiting Practice- based Research Network(PBRN)physicians to be research participants: Lessons learned from the North Texas(NorTex)needs assessment study. Journal of the American Board of Family Medicine 24(5): 610-615.

Glickman, S. W., J. G. McHutchison, et al. 2009. Ethical and scientific implications of the globalization of clinical research. New England Journal of Medicine 360(8): 816-823.

Harris, P. A., K. W. Scott, L. Lebo, et al. 2012. ResearchMatch: A national registry to recruit volunteers for clinical research. Academic Medicine 87(1): 66-73.

Hilbert, M., P. L ó pez. 2011. The world's technological capacity to store, communicate, and compute information. Science 332(6025): 60-65.

IOM (Institute of Medicine). 1998. Statement on quality of care. Washington, DC: National Academy Press.

——. 2001. Crossing the quality chasm: A new health system for the 21st century. Washington, DC: National Academy Press.

——. 2010. Clinical data as the basic staple of health learning: Creating and protecting a public good: Workshop summary. Washington, DC: The National Academies Press.

——. 2011. Visioning perspectives on the digital health utility. Chapter 2. InDigital infrastructure for the learning health system: The foundation for continuous improvement in health and health care: Workshop series summary. Washington, DC: The National Academies Press.

——. 2013a. Best care at lower cost: The path to continuously learning health care in America. Washington, DC: The National Academies Press.

——. 2013b. The health data initiative. http://www. iom. edu/Activities/PublicHealth/HealthData. aspx (accessed March 28, 2013).

——. 2013c. Sharing clinical research data: Workshop summary. Washington, DC: The National Academies Press.

Jamoom, E., P. Beatty, A. Bercovitz, et al. 2012. Physician adoption of electronic health record systems: United States, 2011. Hyattsville, MD: National Center for Health Statistics. http://www. cdc. gov/nchs/data/databriefs/db98. htm (accessed April 3, 2013).

Kemp, K. B. 2012. Research insights: Using evidence to build a learning health care system. Washington, DC: AcademyHealth. http://www. academy health. org/files/publications/AHUsingEvidence2012. pdf (accessed April 10, 2013).

Kroenke, K., W. Kapoor, M. Helfand, et al. 2010. Training and career development for comparative effectiveness research workforce development. Clinical and Translational Science 3(5): 258-262.

Larson, E. B., C. Tachibana, E. H. Wagner. 2013. Sparking and sustaining the essential fuctions of research: What supports translation of research into health care? Answers from the Group Health experience. InEnhancing the professional culture of academic health science centers: The organizational environment and its impact on research, edited by T. S. Inui and R. M. Frankel. London, UK: Radcliffe.

Lieu, T. A., V. L. Hinrichsen, A. Moreira, et al. 2011. Collaborations in population-based health research. Clinical Medicine and Research 9(3/4): 137-140.

Main, D. S., M. C. Felzien, D. J. Magid, et al. 2012. A community translational research pilot grants program to facilitate community-academic partnerships: Lessons from Colorado's Clinical Translational Science Awards. Progress in Community Health Partnerships: Research, Education, and Action 6(3): 381-387.

Marantz, P. R., A. H. Strelnick, B. Currie, et al. 2011. Developing a multidisciplinary model of comparative effectiveness research within a Clinical and Translational Science Award. Academic Medicine 86(6): 712-717.

Matthews, S. 2012. New NIH effort seeks to find ways to make trials run smoother. Nature Medicine 18(11): 1598.

Melese, T., S. M. Lin, J. L. Chang, et al. 2009. Open innovation networks between academia and industry: An imperative for breakthrough therapies. Nature Medicine 15(5): 502-507.

Millum, J., J. Menikoff. 2010. Streamlining ethical review. Annals of Internal Medicine 153(10): 655-657.

Miriovsky, B. J., L. N. Shulman, A. P. Abernethy. 2012. Importance of health information technology, electronic health records, and continuously aggregating data to comparative effectiveness research and learning health care. Journal of Clinical Oncology 30(34): 4243-4248.

NCATS (National Center for Advancing Translational Sciences). 2012. Request for information: Enhancing the Clinical and Translational Science Awards Program. http://www. ncats. nih. gov/files/report-ctsa-rfi. pdf (accessed April 8, 2013).

NIH (National Institutes of Health). 2012a. 1000 Genomes Project available on Amazon Cloud. http：//www. nih. gov/ news/health/mar2012/nhgri-29. htm (accessed April 3，2013).

——. 2012b. NIH funds will strengthen national capacity for cost-effective，large-scale clinical studies. NIH News. hhtp：//www. nih. gov/news/health/sep2012/nccam-25. htm (accessed February 13，2013).

NIH PROMIS (Patient Reported Outcomes Measurement Information Systems). 2013. PROMIS：Patient Reported Outcomes Measurement Information Systems. http：//www. nihpromis. org (accessed February 13，2013).

PCORI (Patient-Centered Outcomes Research Institute). 2013. Patient-Centered Outcomes Research Institute (PCORI)：About us. http：//www. pcori. org/about-us (accessed February 13，2013).

Pfizer. 2013. Centers for Therapeutic Innovation. http：//www. pfizer. com/research/rd_works/centers_for_therapeutic_ innovation. jsp (accessed May 6，2013).

Pienta, K. J., J. Scheske, A. L. Spork. 2011. The Clinical and Translational Science Awards (CTSAs) are transforming the way academic medical institutions approach translational research：The University of Michigan experience. Clinical and Translational Science 4 (4)：233-235.

Porter, M. E. 2010. What is value in health care? New England Journal of Medicine 363 (26)：2477-2481.

Porter, M. E., E. O. Teisberg. 2006. Redefining health care：Creating valuebased competition on results. Cambridge, MA：Harvard Business School Press.

Pritts, J. L. 2008. The importance and value of protecting the privacy of health information：The roles of the HIPAA Privacy Rule and the Common Rule in health research. Commissioned by the Committee on Health Research and the Privacy of Health Information，Washington，DC：Institute of Medicine. http：//www. iom. edu/~/media/Files/ Activity%20Files/Research/HIPAAandResearch/PrittsPrivacyFinalDraftweb. ashx (accessed May 7，2013).

Reed, J. C., E. L. White, J. Aube, et al. 2012. The NIH's role in accelerating translational sciences. Nature Biotechnology 30 (1)：16-19.

Roberts, S. F., M. A. Fischhoff, S. A. Sakowski, et al. 2012. Perspective：Transforming science into medicine：How clinician-scientists can build bridges across research's "valley of death." Academic Medicine 87 (3)：266-270.

Rosenbush, S. 2012. Blue Cross expects costs savings from big data dive. CIO Journal，March 30，2012. http：//mobile. blogs. wsj. com/cio/2012/03/30/bluecross-expects-cost-savings-from-big-data-dive (accessed May 7，2013).

Shuster, J. J. 2012. U. S. government mandates for clinical and translational research. Clinical and Translational Science 5 (1)：83-84.

Task Force on the Principles of Community Engagement (Clinical and Translational Science Awards Consortium Community Engagement Key Function Committee Task Force on the Principles of Community Engagement). 2011. Principles of community engagement：Second edition. NIH Publication No. 11-7782. http：//www. atsdr. cdc. gov/ communityengagement/pdf/PCE_Report_508_FINAL. pdf (accessed April 2，2013).

University of Illinois at Urbana-Champaign. 2011. Medtable：An electronic medical record strategy to promote patient medication understanding and use，NCT01296633. http：//www. clinicaltrials. gov/ct2/show/NCT01296633? term= medtable&rank=1 (accessed February 13，2013).

Vanderbilt University. 2013. IRBshare. https：//www. irbshare. org (accessed February 13，2013).

Waldman，S. A.，A. Terzic. 2010. Molecular therapy drives patient-centric healthcare paradigms. Clinical and Translational Science 3 (4)：170-171.

Zerhouni, E. A. 2005. Translational and clinical science—time for a new vision. New England Journal of Medicine 353 (15)：1621-1623.

第 4 章　CTSA 项目的领导力

根据针对 CTSA 项目进展的调研信息与反馈建议，IOM 专家委员会认为 CTSA 项目不仅具有创新理念、而且还提出了许多能够突破现实转化医学研究瓶颈的解决方案。因此，CTSA 项目能够促进临床与转化医学科学的发展。但是，能否完成此重任还取决于加强其领导力——CTSA 项目的领导力应来源于 CTSA 中心，通过各个转化科学之"家"的励精图治，系统化地发展 CTSA 项目，完成 CTSA 项目的整改，提高彼此之间的协作效率。在本章中，IOM 专家委员会概述了 CTSA 项目的领导者所面临的机遇和挑战，并据此深入探讨了 CTSA 项目领导力的建设策略、CTSA 联盟机构的改革、合作伙伴关系的建立，以及各个 CTSA 中心领导力的建设、CTSA 项目评估机制、交流与沟通方式等。在 CTSA 项目升级进入 CTSA 2.0 阶段时，各个 CTSA 中心也面临着如何加强其领导力，如何发挥各自的特色优势，如何更好地服务于临床与转化医学领域的研究人员，以及如何拓展与 NIH 附属科研院所的合作等问题。

一、CTSA 项目的管理策略

CTSA 项目的范围和管理架构决定了其领导力在平衡投入与产出方面似乎存在着固有的矛盾和挑战，客观上也体现了不同的领导策略各有利弊。例如，自下而上的领导策略，即草根（gross-root）领导策略，源自基层的领导者担负着促进各自 CTSA 中心发展的责任和义务，他们具有开拓和创新精神，有利于研究者和利益相关者之间通力合作，共同推动临床与转化医学发展[1]。与之相比，自上而下（top-down）的领导策略则凸显其战略思想和系统性角度把握方向的优势，能够重点明确、更加关注 CTSA 项目的整体发展。但这种方式可能意味着只有少数人掌控直接决策权，因此，需要配合完善的监督和协调机制，需要更多人参与项目的监督与跟踪，以确保各项工作按时顺利地完成。所以，如何寻求这两种领导策略的最佳平衡点是未来 CTSA 项目成功的关键。

随着升级到 CTSA 2.0，IOM 专家委员会认为更需要 NCATS 担负起集中领导与管理的重任。迄今为止，推动 CTSA 项目向前发展的动力主要还是来自于各个 CTSA 中心以及广大科研人员的热情支持与辛勤工作，这也为下一步完善 CTSA 的联盟架构和综合管理机制奠定了基础。从最初 NCRR 到现在 NCATS 的运作模式都已明确了 NIH 对 CTSA 项目的管理目标，即：无论是在新的 CTSA 项目申请还是原有项目滚动再申请过程中，NIH 都强调应突出 CTSA 中心项目核心负责人的核心职能和专业优势。

通常情况下，NIH 对科研项目的资助有 3 种模式，即：基金、合同和合作协议。目前各个 CTSA 中心和 CTSA 协调中心都是以合作协议方式获得 NIH-CTSA 项目的资助。因此，CTSA 项目的这种资助模式也确立了无论是在对 CTSA 中心的顶层监管机制上，还是在实现 CTSA 项目整体预期目标上，NCATS 都必须起到引领各个 CTSA 中心向前发展的作用。NIH 合作协议模式的突出特点就是 NIH 管理人员能够为获得项目资助者提供"超过通常所需的更多的参与或实质性的监管"（OIG，2011），而实质性的监管可以通过多种方式来实现，包括项目规划咨询、项目技术设施支持及协作等。在最近的 CTSA 项目申请书(RFA)中又进一步明确了此项要求。NIH 管理人员实质性的监管和项目参与意味着其将直接指导 CTSA 项目的规划、参与 CTSA 中心方案设计以及建立合作关系等具体项目实施过程（NIH，2012c）。

正如本章内容所述，IOM 专家委员会要求 NCATS 在指导和监督 CTSA 项目中发挥更积极的领导作用，即通过合作协议模式，在发挥 NCATS 强势领导的同时，也为促进各个 CTSA 中心彼此之间和研究人员之间的创新研究建立有效的合作框架和机制。早些时候，专家委员会从美国卫生部审计办公室(HHS's Office of Inspections General，OIG)撰写的一份 CTSA 项目审议报告中获悉人类基因组学计划(Human Genome Project，HGP)相关内容，尽管 HGP 与 CTSA 项目并不完全相同，但从 HGP 项目管理等特定合作模式中可以获得许多宝贵经验（后文还将详细说明），因为两个项目存在如下共同点：

- 应用新技术并依靠数据库来推动和支持创新研究；
- 期望获得有价值、可应用的研究成果、并且进行持续性评估；
- 强调效率与时效性；
- 关注研究伦理的同时，提倡社区参与研究；
- 鼓励以团队为基础的合作，共享研究方法工具和成果。

解析 HGP 之所以能够顺利实施，其成功管理经验归结于以下五大关键要素：①目标明确；②灵活的组织架构（"自下而上"的方式）；③政策支持；④鼓励竞争机制；⑤强势领导力（"自上而下"的方式）(Lambright，2002)。Lambright 归纳得出，上述因素中最重要的是第五项，因为只有强势的领导力才能够将其他几项因素整合在一起而共同发挥作用。在项目开展的整个周期中，可能采取不同的领导策略，因此，如何在"自上而下"和"自下而上"两种不同的领导模式中寻求平衡，不仅体现了领导策略的灵活性与创新性，也为指导和监督 CTSA 项目明确了大方向。

尽管上述两个项目的目的与任务有着显著差异，但从 HGP 的成功管理经验中可以获得指导 CTSA 项目所需的领导策略和经验。例如，类似 HGP 那样，通过展示CTSA项目令人憧憬的愿景、明确其目标和任务来统筹组织和安排各个CTSA

中心的工作。另外，在实施 HGP 项目计划的过程中，领导力的灵活性与主观能动性相结合培养了一大批交叉学科、多中心合作的创新优秀人才，这些方法和经验也都适用于 CTSA 项目的管理。

完成 HGP 计划的另一个关键因素是建立合作机制，但对于 CTSA 项目来讲，对合作伙伴关系的定义和分类显然是不同的（例如，CTSA 项目包括社区参与、企业合作关系），因此，需要建立新的领导策略。

2011 年，OIG 对 CTSA 项目的行政管理进行了例行审议，在此期间，CTSA 项目是由 NCRR 直接负责管理。与此同时，OIG 也审议了自 2006 年至 2008 年由联邦政府卫生机构资助的其他 38 份合作协议项目。OIG 的审计调研发现，在监管 CTSA 项目中 NCRR 的工作存在着许多问题。在审计报告中除了质疑 NCRR 的行政监管问题外，OIG 审计人员还发现没有翔实的文字记录表明 NIH 项目管理人员依据联邦政策法规和 NIH 合作协议的要求对项目进行了"实质性参与和监管"。另外，OIG 审计人员也没有发现任何文件表明 NCRR-CTSA 项目技术负责人根据合作协议要求提供了技术服务支持。并且也没有证据表明，NCRR 项目负责人协助获得 CTSA 项目资助的中心积极开展项目活动、或中止不符合规则的活动，终审和批准 CTSA 项目进展各个阶段的工作，任命核心负责人员，审查获资助项目的分包人员和外部承包商的聘用，开展技术性监管或参与和担任联盟管理委员会成员等（OIG，2011）。NCRR 领导层也承认未能建立起一个良好的文件记录档案，但 NCRR 认为其工作已经采取了合理有效的方式，与获得 CTSA 资助的项目核心负责人保持着"一种合作伙伴关系，但并没有承担制订研究方向、负责具体指导工作或发挥核心作用的职责"（OIG，2011）。尽管在实际工作中，NCRR 对 CTSA 项目的监管和协助可能远远超过了现有文件中所反映的内容，但由于缺乏具体记录，所以无从获知更多的事实。OIG 针对 NCRR 这些监管方面的明显短板问题，提出了如下几点建议：

• 要求项目监管人员必须记录和存档，确保 CTSA 项目负责人（PIs）是按照项目的目标开展工作，或记录未能按照要求开展工作的原因，以及制订下一年度活动计划。

• 要求项目监管人员必须记录和存档与获得 CTSA 项目资助的项目负责人（PIs）之间关于延迟项目进度和财务状况报告的相互交流内容。

• 作为最基本的要求，项目监管人员应记录和存档参与项目的研究人员名单以及项目的年度工作报告（OIG，2011）。

考虑到本调研报告的目的是拟定 CTSA 项目下一步工作计划和建议，IOM 专家委员会认为，NCATS 应从既往的 CTSA 项目管理中吸取经验和教训，加强对 CTSA 项目的督导，积极地引导和参与 CTSA 中心的具体工作规划。NCATS 还应该明确其领导力的目标是保障各个 CTSA 中心以最佳状态开展工作，为全国范围内 CTSA 中心协作网络发挥核心指导作用。作为 CTSA 项目新的监管机构，NCATS

应以领导者的身份，履行其职责和义务，把握机遇并指导推动各个阶段工作，实现 CTSA 2.0 的升级换代。

为了在 CTSA 项目更新版的使命与战略目标(详细内容见下文)中体现出创新思想，NCATS 需要积极主动地展示其领导力并促进合作、建立项目进展的评估机制、利用 CTSA 项目的职能为各 CTSA 中心、研究人员、辅助工作人员以及合作机构提供创新性研究环境和其他支持。在现实中，维持"自上而下"与"自下而上"的领导模式之间的平衡并非易事，因此，在改革管理机制和树立强势领导力的过程中应当慎重考虑和面对各种可能的挑战和意外。譬如，在执行"自上而下"的领导模式时，对项目的安排和重点的关注未必符合所在的 CTSA 中心负责人和研究人员的意志，以及医疗保险服务机构的需求，还可能会与社区合作的精神相互冲突等。此外，过度的集权领导方式还会压抑开拓精神、创新能力，阻碍基层科研人员之间的合作。因此，NCATS 需要有活跃进取的领导力来平衡各种可能发生的情况，通过与各个 CTSA 中心的负责人和其他具有创新精神的科研人员默契配合，促进临床与转化研究更加系统化、网络医学化的发展，并且保障项目始终如一地以成果转化为首要使命和责任[8]。

鉴于 CTSA 项目的巨大规模，在项目整体监管程序中加入了适当的反馈交流机制和相互平衡职能，特别是在下文中所建议成立的新的指导委员会中，启用了副主席和其他核心牵头人。这种双向沟通与交流的监管机制将有助于建立平衡管理、全局把控的领导意识，确保来自基层的期望得到恰当地反馈，现有的管理模式和经验得到积极地贯彻和实施。

(一)CTSA 项目的使命和目标

在 2011 年 12 月成立 NCATS 中心的时候，许多 NCRR 的职责与项目也一起并入 NCATS 的管辖范围之内。除了 CTSA 项目之外，还包括了罕见疑难疾病研究办公室负责的项目[3]，以及 NCATS 重组的转化医学研究项目和各种活动，新成立的优化治疗网络组织机构项目[1](例如，开发组织芯片用于药物筛选的项目，复试和再利用试验性药物的研究项目，以及甄别和验证药物靶标的研究项目等)(IOM，2012；NCATS，2013c)[4]。为此，NCATS 应该以 2009 年 IOM 报告的核心思想为基准，重新思考各种项目的使命和目标，协调整合各种项目和管理活动为一体，协调好联邦卫生管理机构内部和交叉部门之间的合作活动，实现利益最大化。IOM 报告的核心思想是"促进 21 世纪人类健康服务事业的发展：建设更健康的美国蓝图"，该内容也成为指导美国联邦卫生部下属所有监管部门和科研机构的共同发展目标和方向(IOM，2009)[5]。

1. 使命

随着 CTSA 项目的日趋成熟，有必要重新审议 NCATS 中心和 CTSA 项目各自的使命，并保障 CTSA 项目成为 NCATS 的使命并获得连续性支持。为此，IOM 专家委员会特别要求重新审议 CTSA 项目的使命及其目标的合理性。表 4-1 中列出了目前 NIH、NCATS 中心以及 CTSA 项目各自使命的表述。为了更准确地理解和诠释 CTSA 项目的使命，专家委员会维持了 CTSA 项目对(T0～T4 阶段)临床与转化医学研究的全方位支持，但是同时也关注到了有限的资金资源对于持续支持转化医学研究全程的可行性(IOM，2013a)。鉴于目前存在着项目资金资源不确定性这一事实，针对 CTSA 项目的使命和资助范围的变更，专家委员会也只能从当前 NIH 关于 CTSA 项目申请表(RFI)中得出相应的反馈信息和诉求(2012；NCATS，2012c)。

IOM 专家委员会还意识到，目前 NCATS 的使命更集中于研发创新诊疗技术等领域，但尚未涵盖 CTSA 项目的全球化使命，即关注临床与转化医学研究全过程，包括疾病预防与干预，以及从临床研究进入社区实践的转化过程等。IOM 专家委员会也认同 NCATS 最近的决定，为维持 CTSA 项目的可持续性，允许各个 CTSA 中心灵活地开展临床与转化医学研究项目，并保证 CTSA 项目成为一项连续性的系统工程，支持所有临床与转化研究的实践。

如专栏 4-1 中所述，当前 CTSA 项目的使命表述了它的任务和目标，专家委员会认为 CTSA 项目的战略目标应与其使命分开诠释，两者需要保持清晰区分的同时还应具有一致性。最近公布的 CTSA 项目 RFA 表中表述的使命与专栏 4-1 中的描述略有不同，强调了全国范围内的 CTSA 中心应该提高 CTSA 项目的完成质量和效率，同时关注转化医学研究成本的降低(NIH，2012c)。

因此，在修改 CTSA 项目使命时，专家委员会建议新的使命表述应该简要、直接地反映核心目的。NCATS 也应考虑是否对其自身的使命描述作相应的修正以便更好地保持两者在表述上的一致性，并且体现对临床与转化医学研究全方位的支持。专家委员会建议 CTSA 项目精简版使命的描述如专栏 4-1 所示。

专栏 4-1　CTSA 项目的使命

当前关于使命的描述

　　NIH 使命：探索自然规律和有机体生命系统行为的基本知识，并应用这些知识改善人类健康、延长寿命、减少疾患带给人类的各种负担。

　　NCATS 使命：加速创新方法和技术的研发，并用于解决人类各种疾病的诊断、治疗以及更新各种检测技术。

　　CTSA 的使命：全方位地加强转化医学研究实践。利用 CTSA 基金项目作为核心动力，支持建立转化科学之"家"，为全美各地科研机构开展转化研究提供资源和学术合作支持，以提高转化研究各个阶段的质量与效率。资助建立 CTSA 中心，提供临床与转化医学研究的教育与培训，拓展转化科学领域，培养具有交叉学科技能的专业人力资源。

修改后 CTSA 的使命描述建议

简化版 CTSA 使命：促进临床与转化医学研究全程发展，提高质量和效率，加速开发和应用新的诊断方法、治疗手段和预防措施。

资料来源：NCATS，2013a，b；NIH，2011。

2. 目标

使命与目标虽然看起来仅是文字描述的差别，但过于宽泛的使命会让人感觉缺乏明确的、可实现的目标——自然而然也会缺乏对整体项目进程的客观评估，很难建立起责任感。随着 CTSA 项目的不断发展与变化，有些目标可能无法被很好地理解从而很难贯彻始终。例如，CTSA 进展报告中说明，CTSA 的目标是"加速实验室研究成果转化为疾病治疗方法，促进社区参与临床研究，以及培养新一代临床与转化医学研究人员"（NCATS，2012a）；而最近的 CTSA 项目 RFA 申请书中则把 CTSA 项目的目标表述为"营造学术氛围，建立和整合临床与转化医学之家，以利于提高临床与转化医学研究，特别是 NIH 所支持和关注项目的质量、安全、效率和速度（NIH，2012c）"。而 CTSA 项目官方网站关于 CTSA 项目下一阶段目标的最新描述则是：

- 在临床前与临床研究之间搭建更好的桥梁；
- 建立资源共享的基础与平台以降低临床研究成本，包括临床试验成本及克服开展临床研究中遇到的困难；
- 开发和整合多中心之间的合作，对参与研究项目的患者给予持续性支持；
- 进一步完善机制使社区患者能够积极参与临床与转化研究过程（NCATS，2013b）。

CTSA 联盟机构又根据自身的 5 项战略目标，将 CTSA 项目的目标改写如下：

(1) 培养国家临床与转化医学研究的能力；

(2) 加强临床与转化医学人才的培训工作，促进其职业化发展；

(3) 实现联盟内的广泛合作；

(4) 关注社区以及全国民众的健康事业发展；

(5) T1 阶段转化研究（CTSA Central，2013a）。

正如第 2 章中所述，CTSA 联盟的目标是 2008 年由各个 CTSA 中心的核心牵头人（PI）在制订 CTSA 项目战略规划时确定的，其中第五项是 2009 年新增的目标（Disis，2012；Reis 等，2010）。IOM 专家委员会认为这些目标过于宽泛，很难依此对项目进行评估测定。另外，如第 3 章中所述，由于临床与转化医学生态系统发展过程中涉及的各种复杂因素都会影响医疗健康事业的发展进程，CTSA 项目所产生的直接影响自然也很难评估和界定。关于 CTSA 项目的目标又被以各种形式进一步细化分解，无法判断哪种描述最准确地反映了临床与转化医学生态系统发展过程中所面临的最紧迫的挑战，或是 NCATS 关于 CTSA 2.0 升级版最清晰的目标注解。

因此，确定与 CTSA 使命和具体工作日程直接相关的、清晰的、可测定的目标将有助于整合 61 所 CTSA 中心的共同愿景，通过建立 CTSA 网络辅助平台，也为 CTSA 项目进展的评估、报告以及问责制度的建立打下基础。尽管 NCATS 与 CTSA 的使命有所区别，但对于 CTSA 目标所做的交流与沟通有利于该项目的科学管理，并且让所有利益相关者对项目的可行性目标有更加清晰的理解。

3. 调整和重塑 CTSA 项目未来的目标与使命

在调整 CTSA 项目未来发展目标，重塑其使命的过程中，NCATS 应发挥领导作用，与各个 CTSA 中心共同探讨 CTSA 项目的使命、制订新的战略规划，并且确定可衡量的发展目标。诚然，CTSA 项目涉及面广泛，引人注目——它包括方方面面的参与者，例如，研究人员、教学人员、临床医生、医保服务者、纳税人、政策制定者、联邦政府其他相关部门和机构的工作人员[如退伍军人事务部、卫生保健研究与质量监管总署（AHRQ）、医疗保险和医疗补助服务管理中心、以患者疗效为中心的研究院[6, 7]，以及 NIH 附属的其他院所和研究中心等]、私营企业、非营利性研究机构和慈善基金会，最重要的组成成员还应该包括社区、患者及其家庭成员。所有这些参与者和利益相关者都非常关注能否实现更高效、快速的临床与转化医学研究（如 IOM，2011）。因此，在制订 CTSA 项目的战略规划时，他们的建议和想法都应当被认真地考虑进去。

在 CTSA 项目的管理由 NCRR 向 NCATS 过渡的过程中，NIH 邀请了 11 位专家组成了 NIH-CTSA 项目临时监管工作组。该工作组通过征询 NIH 内部和外部人员的合理化建议，在保障和完善 NCATS 使命的同时、确定 CTSA 的优先项目、进一步需求，以及如何从 NCRR 向 NCATS 进行管理模式的平稳过渡等（Katz 等，2011）。该工作组还就如何顺利将 CTSA 项目整合到 NCATS 管理体系中，广泛征询了与 CTSA 项目直接相关人员的建议。除了 NIH 发布新的 RFI 征求意见表之外，包括 NIH 工作人员、其他利益相关者，以及各个 CTSA 中心的牵头负责人（PI）在内共提交了 139 份反馈建议，其中大部分来自 CTSA 中心（Mulligan，2012；NCATS，2012c）。上述大量和广泛的意见征询工作（同时也参考了已收集的数据信息），确保了在 CTSA 项目使命和战略发展目标制订过程中，能够认真考虑各方面的观点和建议。

在上述征询如何将 CTSA 项目整合进入 NCATS 管理机制的过程中，各个 CTSA 中心都积极响应给予反馈意见，这表明所有 CTSA 中心都"极为关注 NCATS 的使命"，认可并愿意促进 NCATS 所带来的新发展机遇，包括 CTSA 中心与 NIH

附属院所、研究中心之间建立更紧密、透明的合作关系，以及 NIH 对 CTSA 项目整体的关注度（CTSA PIs，2012）。

专家委员会认为，无论采取何种方法来策划和制订新的使命和战略发展目标，都应该具有新特色，并且令人信服，即：

- 有清晰的定义、而且可测量；
- 贯穿全部临床与转化研究过程；
- 克服转化医学研究中所面临的特殊挑战与障碍；
- 鼓励采用果断、清晰的决策方法（通过或不通过选择），建立更灵活的动态应变机制；
- 促进项目进展、强化相关领域（如教育与培训、社区参与、儿童健康研究）；
- 支持并保持与所有参与者通畅的交流与沟通；
- 在共识基础上，建立统一评估标准，评估 CTSA 中心和 CTSA 项目的整体进程。

与 CTSA 项目相关的各个机构——NCATS、CTSA 联盟委员会、CTSA 协调中心、各个 CTSA 中心，以及获得 CTSA 项目资助的研究人员——都应齐心协力实现共同的 CTSA 发展目标。正如美国联邦卫生部主管机构在美国 21 世纪健康事业发展报告中所展望的那样（IOM，2009）：共同的发展目标是指导评估可预测的 CTSA 项目的核心。同时，随着整体科学生态系统的不断演化和人类健康问题的千变万化，CTSA 项目也应当作出相应的更新，所有既定目标也需要不断地评估和定期地完善。

二、CTSA 项目架构

从 2006 年起，CTSA 项目资助初期建立了 12 所 CTSA 中心，到 2012 年年底已经扩增到 61 所，CTSA 项目的整体规模也在迅速发展。在项目伊始，NIH 与各个 CTSA 中心就意识到了合作的价值，为了协调 CTSA 项目的发展需要而建立跨中心合作的组织架构，这是 NIH-CTSA 协作网络最初的共识和愿景。所以，在 CTSA 项目早期，即第一次公布 CTSA 基金项目申请中，NIH 就要求成立全美 CTSA 联盟委员会来组织和协调 CTSA 中心的核心牵头人（PIs），通过全美范围的 CTSA 联盟机构来推广 CTSA 中心的最佳实践和相关政策规则等（NIH，2005）。此外，如第 2 章中所述，CTSA 中心联盟在其督导委员会管理下又成立各种分组委员会，旨在推进 NIH 制定的 CTSA 项目共同主题（如教育、信息化技术和政策法规科学）。这些分组委员会每年举行一次年会，每个 CTSA 中心都派有代表参加各个分组委员会的交流活动（NIH，2005）。

随后几年中，在没有任何专项基金资助的情况下，完全是在 CTSA 中心的核心牵头人、研究人员以及来自基层的科研人员的共同努力和支持下，CTSA 中心联盟机构得到了健康发展。现在全美 CTSA 联盟已形成了 3 个核心指导委员会（即：执行委员会、督导委员会和儿童健康研究监督委员会），负责策划 CTSA 联盟的 5 项战略目标；监管 14 个重点职能委员会；10 个特殊研究专项兴趣小组；以及众多工作组和在各个分组委员会之下的工作团队等。总之，参与这些委员会和各式各样小组的专家学者总数超过了 2000 多名（CTSA Central，2013d；Reis 等，2010）。

2011 年又成立了 CTSA 协调中心。通过公开的项目竞标方式范德堡大学获得该专项基金支持并建立了 CTSA 协调中心（Vanderbilt University，2011）。CTSA 协调中心利用专项基金的支持开发了几种科研信息辅助工具，并且已经开始在各个 CTSA 中心推广应用，其中包括应用最广泛的临床研究电子数据采集系统——红帽子系统（Research Electronic Data Capture，RED-Cap）。这是一个基于在线网络平台而建立的临床研究数据库系统。现在，已有 54 个国家和地区的 602 科研机构加入并使用了红帽子数据库系统（Vanderbilt University，2013b）。通过 CTSA 项目支持而成功开发的其他几项辅助研究工具见专栏 4-2。所有 CTSA 项目资助开发的辅助研究工具都应该给予客观地评估，被认证是成功的辅助工具后，还应该在开放和自由共享前提下在 NIH 所资助的科研活动中推广使用。

专栏 4-2　辅助研发工具

ROCKET 项目：是研究机构、协作和知识交流工具包，英文全称是 Research Organization、Collaboration、and Knowledge Exchange Toolkit，它是一种基于网络平台转化研究的辅助工具。它可以提供一个网络在线平台让所有 CTSA 中心开发和设计自己中心的官方网页并实现文件共享。ROCKET 网络平台的功能设计分为简易使用、可编辑版和维护个人的工作区间，也允许设计成为特定的网页来公布相关信息和更多民众开展交流活动（CTSA Central，2013g）。

IRBshare：是一种 IRB 伦理审查共享工作模式。它为开展多中心临床试验活动提供了既定的 IRB 伦理审查文件、审查程序以及 IRBshare 协议主模版。目前已有 23 所 CTSA 中心使用 IRBshare 模式（Vanderbilt University），2013A）。

ResearchMatch：是一个在线注册临床研究项目数据库系统，旨在协助研究人员与参与临床试验的志愿者开展医疗健康领域的交流合作。如果志愿者愿意参加研究项目，则可以在线完成一份问卷，并且填写好他们的联系信息和个人健康史。注册的研究人员可以通过数据库来检索和选择符合研究项目特定要求的志愿受试者。志愿者个人决定是否允许 ResearchMatch 网站检索他们的联系信息。目前，ResearchMatch 在线注册研究项目仅为 CTSA 中心提供此项服务，研究人员的预试验方案还必须事先获得 IRB 的伦理审议批准，方可利用此网络在线服务平台招募试验志愿者。目前，已有超过 35 000 位志愿者注册参加临床试验项目，与此同时，来自 78 所科研机构的 1600 多名研究人员也在利用该网络资源开展 350 多项临床研究试验（Vanderbilt

University，2012）。

Eagle-i Network：是一个公用的门户网络平台。任何研究人员都可以通过此网络平台来检索 25 家生物和医学研究机构所保存的多达 5 万多种生物和医学研究信息资源。这些可供检索的信息资源包括了各种不同的生物样品、试剂盒、软件和可供使用的实验室研究空间等（Harvard College，2012）。

VIVO：一个开放源代码的 Web 应用程序软件包。目前在 7 所 CTSA 中心之间为研究人员提供网络平台服务，研究人员可以简述他们的科研项目兴趣、实验进展，以及为了完成研究目标所希望的在 CTSA 中心与科研机构之间建立协作关系或合作网络的建议等（VIVO，2013）。

CTSA-IP：是另外一个衔接 24 所 CTSA 中心的门户网站，主旨遵循信息公开和技术共享原则，包括知识产权和特殊许可证等。建立该网站的目的是希望促进和增加 CTSA 中心彼此之间开展研究合作的机会（University of Rochester，2012）。

机遇和展望

为了建立系统化和网络信息化的有效合作方式来解决临床与转化研究中的挑战，要求 NCATS 发挥亲力亲为的领导作风，包括集中更多精力打造高效率的管理模式，与此同时，重组和精简 CTSA 联盟架构。

IOM 专家委员会建议，NCATS 应当彻底地改变目前 CTSA 项目的督导管理模式，包括 CTSA 联盟执行委员会和相关职能委员会，以及多达 2000 多位专家参与的各类专业委员会每月召开的各式各样的电话联席会议等。IOM 专家委员会希望由 NCATS 重组一个新的 NCATS-CTSA 项目指导委员会来承担 CTSA 项目的核心管理工作，并且其工作职责如下：

- 监督并指导 CTSA 项目；
- 促进 CTSA 交叉领域活动；
- 建立外部合作伙伴的协同研究；
- 促进 NIH 附属院所和外部机构的合作；
- 鉴别、推广应用最佳实践方法；
- 设立创新基金项目促进与 NIH 附属机构及其外部合作伙伴的协作。

IOM 专家委员会建议，NCATS 核心负责人应当担任 CTSA 联盟新的指导委员会主席并主持工作，CTSA 中心核心牵头人作为副主席。为实施有效的监管与信息交流反馈，其委员会成员应当来自不同的 CTSA 中心，并且采取轮值方式，以代表不同利益相关者的立场。指导委员会的成员数量应尽可能少，以体现该指导委员会工作的灵活性和高效率。CTSA 联盟指导委员会代表各个 CTSA 中心，拟定 CTSA 项目的战略发展规划，制定实践指南，确保各个 CTSA 中心和 CTSA 项目作为一个整体完成其新的使命，实现战略发展目标。联盟指导委员会还应当负责监督 CTSA 协调中心以及重组和精简联盟中各个分组委员会之间的协作架构

（图 4-1）。作为战略规划过程中的重要部分，NCATS-CTSA 中心的核心负责人应当制定指导委员会的发展计划、成员职责和运作规则等具体细节内容。这种更新的监管模式将使 NCATS 倍感监管 CTSA 项目的责任感，从而成为更加积极的领导机构，同时也体现了民主集中制的实践模式，即充分发挥了所有利益相关者的经验、创造力，以及各个 CTSA 中心牵头人对于 CTSA 项目的承诺和投入。当然对于如前所述，过分积极活跃的 NCATS 领导作用可能引起的 CTSA 项目的管理弊端也需要加以关注。

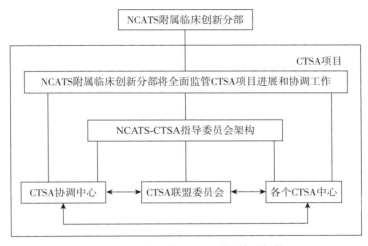

图 4-1　重组的 CTSA 项目管理架构

注：更新换代的 NCATS 附属临床创新分部将全面承担监管 CTSA 项目发展和协调的责任。重组的 CTSA 项目管理架构包括了负责监督和管理 CTSA 项目活动的 NCATS 人员；各个 CTSA 中心的专家代表；简化而精干的联盟委员会；CTSA 项目协调中心和新的 NCATS-CTSA 项目指导委员会。该指导委员会将负责监督和指导 CTSA 协调中心和各个联盟分组委员会以及部分 CTSA 中心。为了提高 CTSA 项目的总效率和有效性，增强领导力、发挥协作职能、加强 CTSA 中心彼此之间的沟通和交流将是至关重要的

改革 CTSA 联盟结构与管理机制应是未来 1~2 年 CTSA2.0 战略发展规划中的重要组成部分。因此，重组和精简联盟委员会架构是一项亟须完成的任务。诚然，当前庞大而无力的联盟委员会机构设置也是 CTSA 中心数目迅速扩增的必然结果，因为每个 CTSA 中心都希望在联盟机构领导层有他们的位置。IOM 专家委员会建议给予保留的应该是那些与 CTSA 项目更新目标和优先项目密切相关的联盟分支委员会等。进一步讲，IOM 专家委员会根据访谈结果，参考 Westat 机构之前对 CTSA 中心实地考察做出的调研评估结论，认为目前联盟委员会数量与人员过多，有些联盟分支机构已超过 150 名成员，事实上，这也占用了研究人员过多的宝贵时间（Westat，2011）。

IOM 专家委员会对众多专家学者为 CTSA 项目所做出的奉献和辛勤工作给予

了赞赏和肯定，而且认为现在是时候在已取得的成就基础之上重组联盟架构、开发创新渠道来推进 CTSA 项目。IOM 专家委员会预见改革的结果应当会形成更为有效的管理机制和更多高质量的产出预期；更多利益相关者有机会与 CTSA 中心领导人定期召开会议征求意见，相互交流进展，共同计划 CTSA 项目的发展步骤。精简后的 CTSA 联盟也将会确保 CTSA 中心彼此之间有充足的机会来加强交流与协作、共享最佳实践经验和可利用的研究资源。

事实上，随着新的 NCATS-CTSA 指导委员会成立，重新规划 CTSA 项目联盟的架构并完善管理机制将会产生更多的合作机会。加上 CTSA 协调中心和精简后的联盟委员会，会使 CTSA 项目更好地定位于临床与转化研究活动，促进彼此之间的协调合作。

三、战略合作与合作伙伴关系

实施 CTSA 项目的目的之一旨在为开展临床与转化医学研究提供综合服务。因此，CTSA 项目必须具备发起和促进合作的职能，包括给予相关的政策支持、开发创新的研究工具、优化科研流程、排除转化医学研究中的障碍；还应当包括培训研究团队成员、促进社区参与转化医学研究项目，以及其他任何对于整合研究人员、社区民众、企业合作伙伴、辅助研究网络、NIH 附属院所和研究中心、公共卫生与医疗保健服务机构、政府主管科研机构以及所有其他倡导临床与转化医学研究的组织机构等的努力。NCATS、CTSA 协调中心以及各个 CTSA 中心则为有意愿合作者明确有关建立伙伴关系和激励机制的必要性，并且确保 CTSA 项目所带来的价值，满足他们科研活动的需求。IOM 专家委员会再次敦促 NIH 另外设立一项创新基金项目以推动和鼓励合作，并且强调 CTSA 2.0 升级版成功与否将取决于形成合作伙伴关系的范围以及协作是否密切。

（一）与 NIH 附属院所和研究中心的合作

CTSA 项目与 NIH 附属院所和研究中心之间正在或已经形成最自然的合作伙伴关系，在升级进入 CTSA 2.0 新阶段后，更需要这种密切合作。部分 NIH 附属院所与研究中心联合，自我成立的项目协作中心、合作网络和临床试验点（如综合性癌症中心、NeuroNEXT、1 型糖尿病的临床试验网点）已经从 CTSA 项目的合作数据库和研究辅助工具中受益。尽管如此，IOM 专家委员会通过访谈对一些相关人士进行调研，并汇总相关的数据和信息后显示，NIH 内部机构之间的合作，以及与 CTSA 项目之间的合作仍需要进一步加强。图 4-2 示意了他们之间可能出现相互合作的机会。尽管无法从该示意图中判断这些相互合作的程度与深度，但也显示出一定数量的 NIH 资助款项是以 CTSA 项目的形式给予并支持项目合作的。

在通常情况下，CTSA 项目的支持形式或提供的研究资源协助是以研究机构所需要的科研基础设施、核心资源、实验室设备、研究人员及专业科研行政管理服务等形式来体现的。科研机构也可能会利用其他形式，包括前面提到的特定辅助研究工具的应用等。在专栏 4-3 中给出了一些 CTSA 项目所提供的一般性研究资源，NIH 附属院所和研究中心可以从中寻求有用的内容和协助方式。

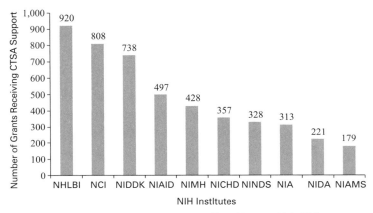

图 4-2　排名前 10 利用 CTSA 资源的 NIH 研究所中心

注：NCI 为国家癌症研究中心；NHLBI 为国家心、肺及血液疾病研究所；NIA 为国家老龄疾病研究所；NIAID 为国家过敏与感染疾病研究所；NIAMS 为国立关节炎、肌肉骨骼及皮肤病疾病研究所；NICHD 为国家儿童健康研究与人类发展中心；NIDA 为国家药物滥用研究所；NIDDK 为美国国立糖尿病、消化与肾脏疾病研究所；NIMH 为国家精神卫生研究所；NINDS 为国立神经疾病和中风研究所；资料来源：NIH, 2012b, HHS 和 NIH 转载复制许可

专栏 4-3　NIH 附属院所与研究中心利用 CTSA 项目资源的佐证

美国国家癌症研究中心（NCI）

• 美国国家癌症研究中心与 CTSA 项目合作，在研究者的教育和督导、社区宣传、医疗服务设施的利用以及试点课题研究项目的开展方面获益匪浅（Weiss, 2012）。

• 在一些资源的共享方面，例如，生物统计学、实验室辅助管理工具、生物资源库和基因组资源的共享，既是 NCI 项目，也是 CTSA 中心的资助范围。NCI 与 CTSA 中心还共同资助试点课题研究项目、招聘教师和研究人员、提供培训项目、建设临床试验基础设施；开展以社区为基础的研究项目、建立基于实践的研究协作网络和远程移动临床试验点，以及电子医疗保健项目等（Weiss, 2012）。

国家过敏性与感染性疾病研究所（NIAID）

• NIAID 的临床研究中心利用 CTSA 项目资助开发研究辅助工具 ResearchMatch，招募参与试验的志愿者（34 项过敏性与感染性疾病的相关临床研究试验项目和 110 项 NIAID 资助的试点课题项目从中获益）（CTSA Central, 2011B）。

• CTSA 中心支持 NIH 国家糖尿病、消化系统疾病与肾脏病研究所（NIDDK）资助开展的大型临床试验及其协作网络项目。例如，大多数 NIDDK 资助的肝病联盟和药物性肝损伤协作网络都在使用 CTSA 中心的基础研究设施开展项目随访活动(Germino，2012)。

利用 CTSA 项目开发的技术与资源可以为其他科研机构或研究中心提供有形支持和合作的内容。这些方面详细的实例参见如下：

• NeuroNEXT 是一项由 NIH 国家神经系统障碍及脑卒中疾病研究所及其协作网络共同主持的 II 期临床试验项目。在 25 家临床试验中心招募了有神经系统障碍的儿童和成年人，其中有 23 家利用了 CTSA 中心的临床试验机构。该协作网络仍处于早期发展阶段，它通过 CTSA 中心招聘和联络临床研究人员，拓展与 CTSA 中心的合作；在 NeuroNEXT 项目的 RFA 申请书中还特别询问申请人，如何确定与 CTSA 中心的科研合作与互动关系。协作网络与 CTSA 中心在一些研究流程上是重叠和相似的，包括机构伦理审查委员会(IRB)审查流程和多中心临床试验协议，以及参与招募患者的早期宣传工作等(Kaufmann，2013)。

• 爱荷华大学附属 CTSA 中心通过提供信息学技术服务支持一个多学科小组获得了由 NCI 提供的一项为期 5 年、资助金额 3 百万美元的研究项目。NCI 要求为未来的临床试验开发相关图像分析技术，以便更好地评估癌症患者对研究性治疗方案的反应(NIH，2012b)。

• 加利福尼亚州的 3 所 CTSA 中心与斯坦福大学附属同步辐射光源研究院(Synchrotron Radiation Lightsource)[是一种位于前沿领域研究药物化合物的工具，主要是利用超强的 X-线展示药物化合物以及其他实验样本在原子和分子水平上的结构信息等。(Stanford University，2013)]开展合作，共同开发可定制的自动化药物研发"生产线"，又被称为"自动药物生产线"，利用这种"生产线"可以筛选样本，针对各种疾病开展新药物开发的研究项目(NIH，2012b；Stanford University，2012；Tsai 等，2012)。

• NIH 国家心肺与血液疾病研究所正在开展的多中心临床试验，公共卫生与医疗保健比较学的研究项目，以及 ISCHEMIA 研究模式的推广应用。这些项目都利用了 CTSA 项目资助开发的 IRBShare 伦理审查合作模式，协助参与合作的研究机构准备伦理审查文件，利用安全的网络门户开展临床比较学研究项目中的伦理审议合作等(Shurin，2012)。

• NIH 国家药物滥用研究所与 3 个 CTSA 中心合作，利用预留资金支持这些中心开展临床试验。包括建立了一种新的检测模式以减少临床试验的偏差，招募和保留吸毒或药物成瘾者及弱势群体。其中一项研究试验是为了减少阿片类药物的过量使用，另外一项是在西班牙裔青少年群体中，探讨如何更好地防止药物滥用的研究项目(Volkow 2012)。

IOM 专家委员会认为，在临床与转化医学研究过程中，的确面临着许多挑战，因此，解决问题必须采取系统化方法。而 CTSA 项目或许是唯一为此而准备，并且能够提供这些问题的解决方法的。当 CTSA 中心所资助的课题与 NIH 附属其他院所和研究中心所资助的研究项目协同合作时，CTSA 项目可以进一步利用当地那些特定的疾病资源，配合常规研究方法和辅助工具等。此外，这些合作与协作又为优化利用资源、提高效率和成本效益提供了机遇。尽管开展协同合作仍需要很长时间的探索，需要"解决在任何大型研究机构中不可避免的人为障碍"，以及在项目启动时所预期的利益分享问题(Zerhouni，2005)。从某种意义上看，在建设临床与转化科学家园的过程中，CTSA 中心代表了一种协作精神的缩影，在弱化研究部门之间界限的同时，也增加了区域性合作与共同发展的机遇(Briggs 和 Austin，2012)。

(二)与医疗服务、保健机构和基于实践研究网络的合作

从 2007 年开始，IOM 通过循证医学圆桌研讨会议(现更名为以科学价值为导向的公共卫生与医学保健圆桌研讨会议)，探讨有关重组临床研究与医疗保健服务系统的广泛的研究课题，以支持和发展可持续性的循证医疗保健系统(IOM，2007，2013b)。循证医疗保健系统作为高效率和更有效的临床医疗服务机制，需要建立在强大的数字化基础设施上，需要有创新医疗保健模式以及以循证实践为基础的研究激励机制。

CTSA 中心可以胜任并满足上述需求，通过合作机制来密切医疗保健实践与转化医学研究领域之间的关系，建立一种以循证为导向的公共卫生与医疗保健系统。在 CTSA 中心的诸多合作中，最重要的合作关系就是基于实践的研究协作网络(PBRNs)和 HMO 研究网络(HMORN)。

PBRNs 协作网络"由一群初级医疗保健医生组成，共同致力于解决和回答以社区为基础的医疗保健问题，并将研究成果转化为实践"(AHRQ，2012)[9]。截至 2011 年，大约有 1.3 万名初级医疗保健医生和公共卫生专业人员(覆盖约 47.5 万民众的医疗保健服务)参加了 PBRNs 协作组织，其中有超过一半(52%)的人员也同时参与了 CTSA 中心的研究项目(Peterson 等，2012)。目前关于 CTSA 中心与 PBRNs 协作网络之间合作的调研结果已经证实了社区的参与与协作水平低得令人失望。2008 年的一份相关调研报告中，PBRNs 协作网络董事会成员们描述了 CTSA 项目对 PBRN 机构的支持与合作，包括如下内容：①项目资金支持；②IRB 伦理审查程序；③生物统计学咨询服务；④相关专业知识的培训和咨询。作为相应的回报，PBRNs 机构协助 CTSA 中心建立了与社区机构的联系，提高了社区参与转化医学研究项目的数目，而且密切了 CTSA 中心与社区之间的联络合作关系。然而，建立这些关系也同样具有挑战性，例如，"CTSA 项目的领导层经常仅仅把 PBRN 协作组织作为寻求和招募参与研究受试者的社区点和协作网络……CTSA

中心的项目负责人似乎很少意识到在支持和规划临床研究方案过程中，需要培养这种长期的合作关系，并且突出社区参与的重要性"（Fagnan 等，2010）。

在 2011 年，通过在国家 AHRQ 注册的 PBRN 协作资源中心了解到，客观上，建立与 CTSA 项目的合作关系并没有显著地提高 PBRN 科研能力，或为之提供更多的合作机会（Peterson 等，2012）。调研报告还提示："尽管有 63 个注册的 PBRN 协作组织（52%）与 CTSA 中心建立了从属合作关系；在 2011 年中，这些协作组织与其他未建立合作关系的 PBRN 协作组织相比，开展的研究项目数量基本相当。因此，PBRN 协作组织隶属于 CTSA 中心一事并没有为其带来明显改变"。Calmbach 与他的同事在总结 PBRN 协作组织与 CTSA 中心的合作特点时指出，"与 CTSA 项目建立合作伙伴关系至少有助于提高 PBRN 协作组织的知名度，但是这一作用还将逐渐显现"（Calmbach 等，2012）。当然，这些合作关系"也可能损害基层社区医疗保健医生的利益，即如果 CTSA 中心试图实行'自上而下'的管理模式，就会给已经很繁忙的基层保健医生增加更多额外的工作负担"。此外，CTSA 中心也未必能完全理解基层保健医生为参与 CTSA 项目所付出的成本与回报之间的不平衡。

尽管为建立学术机构科研人员与基层医疗保健机构的临床医生之间的合作关系涉及时间与精力的投入，并且需要克服重重困难，但是上述这些调研报告表明支持这些合作的意愿还是非常强烈和明确的。在未来的转化医学研究中，配合以患者为中心的研究院的工作，开发电子健康档案，并将其作为以循证为导向的公共医疗保健系统的重要组成部分，也会激励研究人员与临床医生更加紧密地合作。为此，CTSA 项目应当作为一个协作场所或激励机制来支持诸如此类的合作关系，这也是转化科学未来发展中至关重要的内容之一。

另外，HMO 研究网络（HMORN）则展示了另一种潜在的医生之间的合作伙伴模式。HMORN 在全美拥有 18 家临床研究与医疗服务机构，并有一个相对固定的患者社区群体（HMO Research Network，2013）。HMORN 理事会给 IOM 专家委员会提出的建议报告显示，已经有 14 家 HMORN 机构与各个 CTSA 中心建立了合作关系，其中一家 HMORN 机构还与两家 CTSA 中心共同建立了合作关系，但也有一家 HMORN 机构终止了与 CTSA 中心的合作（Steiner，2013）。因此，为提高 HMORN 以及其他研究机构与 CTSA 中心之间合作的开展，IOM 专家委员会建议如下：

• 促进合作伙伴关系，保持合作目的与价值观的一致性；

• 扩展试点资助支持以社区为基础的研究人员；

• 扩展双向培训机会；

• 为院校领导提供可持续性的教育培训，以便使之了解特定群体和以社区为基础转化研究的重要性，建立以将成果转化至社区为基础的应用体系（Steiner，2013）。

　　HMORN 董事会对 CTSA 项目如何成为一个更高效的创新孵化器提出了几点建议，包括：协调发展 CTSA-HMORN 合作伙伴关系；并拓展到那些缺医少药的社区中去；利用补充资金支持那些可以"转化"的科研成果的转化；通过 HMORN 试点项目资金共同推广创新成果的最佳实践经验；增加以社区为基础的临床研究项目(Steiner，2013)。HMORN 董事会成员认为，开展与 NIH 所发起的公共卫生与医疗保健之间的协同研究活动，将为 CTSA 中心与 HMORN 今后的合作提供一种可借鉴的模式[位于杜克大学的健康研究联盟机构(The Health Care Systems Research Collaboratory)作为总协调中心负责管理涉及 HMORN 医疗服务中心参与的大型、系统性的随机临床试验项目合作。该中心还为研究人员开发和传播临床研究合作的辅助工具，其中包括 NIH 研究协助网络等(Steiner，2013)]。

(三) 与企业合作

　　如同社区医疗保健医生参与 CTSA 项目已被认为是 CTSA 项目的重要组成部分之一，CTSA 项目从一开始就认可与企业界建立合作关系的重要性。2010 年，在 NIH 主持的 CTSA-企业合作研讨会上，企业资深高管首次与 CTSA 项目主管以及 CTSA 中心的核心牵头专家共同探讨如何开展转化医学研究合作并实现彼此的目标。尽管双方达成共识，促进创新成果安全地转化进入临床诊疗实践，但是并没有进一步的明确实现这一目标的具体步骤(Fine，2012；Wadman，2010)[10]。

　　CTSA 项目与企业之间合作所面临的巨大障碍是知识产权问题和相关利益冲突。在某些情况下尽管有些成功案例很好地解决了上述问题，并消除了一些后顾之忧，但业内人士仍然坦言："我们之所以无法有效地开展研究合作，主要是彼此的认知与现实中的各自利益相互冲突"(Wadman，2010)。2010 年 CTSA-企业界合作研讨会议所取得的成果之一就是礼来公司与其附属的非营利性机构——成立了关于肺结核疾病的协作联盟(http://www.tbdrugdiscovery.org)，4 位来自科研院校的核心研究人员分享了他们合作与应用相关辅助研究工具的经验，这些辅助研究工具是由礼来、默克、私募基金会、NIH-NIAID、以及非营利性感染疾病研究所等捐助开发的(NIAID，2012)。另一项成果是由默克公司发起资助建立 CALIBR 生物医学研究所的倡议(位于加利福尼亚州)，CALIBR 是一所非营利性生物医学研究机构，旨在加快创新药物研制开发(Fine，2012)。类似地，印第安纳大学的 CTSA 中心与 Veeda 临床研究所、礼来制药公司结成战略合作伙伴关系，共享试验设施，开展首次人体临床试验以及其他早期阶段临床试验项目(NIH，2012b)。

　　在 2012 年 12 月的 IOM 专家委员会会议上，来自默克临床研究实验室的杰奎琳女士特别谈及在临床与转化医学研究早期阶段的具体合作机会(Fine，2012)。她指出，从企业角度来看，直到创新成果成为临床诊疗标准，转化才算最终成功。

为了推进转化医学研究的进程,在项目启动时就应当考虑好需要推进的工作内容,包括如何获得监管部门批准和积极争取其他政策性支持。大部分企业主管还不清楚大学院校里的科研人员是否意识到、并习惯于这种非定向的研发模式,因为它需要具备足够的专注思考力并且能够从开始到结尾地推进这种项目全过程(Fine,2012)。在转化研究领域中,成功的合作伙伴关系需要建立在共同目标的基础上,理解并认可每位合作者所起到的作用和所带来的价值。

事实上,CTSA 项目为学术界、企业界建立合作伙伴关系并且开展合作研究提供了独特的平台和机遇。与 CTSA 项目建立战略合作伙伴关系的机构应包括:医药与生物技术公司、医疗设备企业、参与应用技术、诊断方案研发的企业与机构等。为了在精简 CTSA 项目管理的同时,又能高质量地完成既定任务,CTSA 项目也迫切需要建立这些战略合作伙伴关系,因此,高效率的企业与 CTSA 项目以及 CTSA 中心建立合作关系的特点应当言简意赅地明确为共享战略目标和合作重点。每个 CTSA 中心都有各自明确的合作任务和多中心协作规则,包括目标和愿景。各个 CTSA 中心之间或与 CTSA 中心的协作单位之间也应整合各自的关注焦点,这些也是企业合作伙伴所关注的焦点,是符合透明合作与道德规范的。

在政策法规监管之内,CTSA 中心需要与企业共同探索新方法的实施,促进产品的转化医学研究。除此之外,在鼓励创新、创业和改革文化,处理利益冲突和知识产权,与 FDA 以及其他政府监管机构合作等方面,CTSA 项目也可以发挥其领导力作用。随着这些合作关系的深入并逐渐拓展,NCATS 和各个 CTSA 中心有必要分享和推广其最佳方法和经验。

(四)CTSA 项目发展的机遇与展望

建立研究人员之间、研究协作网络之间的密切合作已成为支持临床与转化医学发展的核心。CTSA 项目作为开展转化研究领域的推动力和加速器,NIH-NCATS、各个 CTSA 中心及相关协作机构等都应当确保各自的工作有益于促进、培养和加强相互之间的合作关系,包括与 NIH 附属院所和研究中心的合作,与公立和私立研究机构和协作网络的合作,与社区组织机构的合作等。如果上述各个机构和协作网络都将临床与转化医学研究作为他们的工作重点,而且强调转化医学研究的基础设施建设,那么,CTSA 中心就成为了科研机构最理想的合作伙伴。

建立互惠互利的良好合作关系不仅需要投入时间与精力、还需要合作伙伴之间主动地维护和建设。在合作过程中,各方都需要发现对方的优势及这种合作本身的价值所在,需要共同努力来拓展合作的共同目标。在很多情况下,为了保持积极的合作关系,维持可持续发展,建立并融合合作机构各自的激励机制,甚至可能还需要外部的激励机制作为合作动力以促进深入发展。

IOM 专家委员会敦促 NCATS 尽快建立一项独立的 CTSA 项目创新基金,该基金项目作为新的激励机制和积极举措，旨在鼓励建立新的合作关系，支持试点科研课题或共享研究资源。例如，创新项目可能涉及多个 CTSA 中心共同合作，也许还会涉及 CTSA 中心与 PBRNs 协作网络或其他研究网络，或与 CTSA 项目分支机构或联盟，以及 NIH 院所或研究中心的广泛性合作。这些合作项目也可能涉及企业或社区伙伴之间新的合作，以及与政府其他监管机构（如 FDA、AHRQ、VA）、公立或私立科学研究机构等合作。该 CTSA 创新基金项目还应该支持开发新的多中心研究战略协作与实践，也可以作为 CTSA 项目预留资金，提供更灵活的项目资助，以促进和开拓具有巨大潜力的合作，加快临床与转化研究进程。本创新基金支持和资助的项目应当有明确的项目完成指标和绩效评估标准。

四、CTSA 中心的建设

　　NIH 创立 CTSA 项目旨在提高转化研究效率，加速将从实验室研发所获得新思想、新技术转化进入临床诊疗和社区健康实践。为实现这一目标，还需要推动院校的医学健康研究中心（和其他科研机构）开展转化研究工作，例如，强化生物医学信息技术的应用、教育和培训转化医学研究人员及通过共享研究资源和辅助工具以实现建立相关数据库等；集中精力寻找有效的转化医学研究方式，以实现改善人类健康状况的最终目标。这就需要在大学院校附属医学健康研究中心内建立既活跃又富有成效的 CTSA 中心。尽管在建设 CTSA 中心过程中并没有要求其上级主管部门或机构协助分担项目资金投入，但在实际工作中不仅需要 CTSA 项目提供的资金（NIH 合作协议方式），而且还需要主管院校或科研机构给予充足的财力、物力和人力的支持。在本调研访谈中，尽管 IOM 专家委员会无法获得任何可量化的数据来评议那些主管机构的贡献，但许多专家表示院校机构的高层主管领导确实给予了 CTSA 项目很多支持和承诺。

　　在最初的 7 年里，CTSA 项目依然是按照大学院校附属科研机构的模式开发和建设 CTSA 中心。精简和改革临床研究的行政管理机制、共享资源，强调培养临床与转化医学研究人员，促进与社区形成研究合作伙伴关系。NIH 前院长 Zerhouni 博士曾定义大学院校里的 CTSA 中心是一个为开展原创性临床与转化医学研究而提供知识和研究资源的"家园"。他设想中的 CTSA 中心是"创建了一种科学环境，随着时间的推移逐渐形成一门学科的理论基础，并且提供所需的教育内容，结构更加合理，成为公认的科学职业生涯发展途径；在此环境中，能够根据需求开展更加灵活的现代临床与转化研究"（Zerhouni，2005）。尽管建立的这些 CTSA 中心已经完成了初步预期目标，但 CTSA 中心未来所面临的挑战是如何把握已取得的成绩和如何调整 CTSA 项目的重点关注领域，将 CTSA 中心建设成为更加灵活、更适于加速创新的临床与转化医学研究的网络系统。

随着时间的推移和 CTSA 项目的进展，早期 CTSA 基金项目对于申请的要求已经形成了关键性指标要求，其中一些内容成为 CTSA 项目申请必需的条件。例如，一些关键性内容包括：

- 开发临床与转化医学研究的创新方法；
- 教育、培训以及职业化发展；
- 开展临床与转化医学研究的试点项目和协作；
- 建立生物医学信息系统；
- 试验设计、生物统计学、临床研究伦理；
- 提供法规知识的支持；
- 临床研究资源及其设施；
- 社区参与；
- 评估机制；
- 可转化的应用技术和资源（NIH，2005，2009）。

在最近公布的 NIH-CTSA 基金项目申请书中，NIH 更新了部分要求，鼓励申请机构在临床与转化研究的特定阶段（T0～T4）或某一研究领域发挥各自优势，并且使项目申请拥有更大的灵活性（如儿童健康研究）（NCATS，2012b；NIH，2012c）。

在本报告第 2 章中，已简述了成立的 61 家 CTSA 中心能够提供丰富的教育培训与研究资源，以协助研究人员寻求和推进有前途、可转化的治疗方法和干预措施迅速应用于临床。在大型研究机构中，这些资源往往需要投资购买设备和仪器、改造研究工作空间并提供部分辅助研究人员。尽管在一些研究机构中可获得这些研究资源，但仍有部分参与转化研究的人员表示他们并不知晓这些核心资源的存在或在实际应用中这类核心试验设施费用过于昂贵或手续过于繁琐等（Curley，2013；Raue 等，2011）。为此，CTSA 项目已开发了一个中心数据库并编辑了所有 CTSA 中心的研究资源信息（CTSA Central，2013b）。但根据 IOM 专家委员会所收集的相关人员反馈信息，对于研究资源的使用费用和知晓程度还依然存在着问题。

各个 CTSA 中心也需要简化其运行模式和完善管理机制，例如，聘用临床研究项目经理、项目指导员或利用其他辅助工具等。CTSA 中心也应当尝试着为那些有实际增值的研究项目提供合作协议模版，确保有效地试验设计方案并简化管理工作所需要的审查步骤。截至 2010 年，15 个 CTSA 中心报告他们已经制订出了简化程序示意图，在部分程序上至少改进了 20 个步骤，在某些步骤上降低了30%多的时间，这些改进包括简化 IRB 的项目审评过程等（Rosenblum 和 Alving，2011），实现了 CTSA 中心管理模式的改进并取得了显著进展。

由于各个 CTSA 中心获得的基金资助不等（2012 财政年度中 400 万～2300 美元）（Briggs 和 Austin，2012），以及所隶属大学院校的管理架构和机制、科研关注重点领域、开展转化医学研究的深入程度等差异（Rosenblum and Alving，2011），部分 CTSA 中心的管理改革已经拓展到整个 CTSA 中心，而其他的中心只有部分内容得到了完善。另外，在资助支持整体转化研究资源和方法上，CTSA 项目虽然与具体疾病研究无直接关联，但某些 CTSA 中心可能更偏重于某些疾病的研究方向，以及 CTSA 中心核心领导人所选择那些自身更具有优势的研究领域开展转化研究。由此可见，作为 CTSA 整体项目与部分 CTSA 中心相互结合将会提供更大的潜力，也促进与 NIH 附属院所和研究中心所开展的具体疾病的合作，同时也发挥了他们所隶属院校科研机构的优势资源（专栏 4-4）。总之，CTSA 项目最终还是以各种不同的方式支持了特定疾病的转化研究活动，其中包括提供科研经费、研究工具和设备、专家咨询服务、招募参加试验的受试者，以及其他临床研究资源和辅助研究机制等（在第 2 章中所描述的）。而在评估 CTSA 项目进展时，IOM 专家委员会也认可许多特定疾病转化研究与 CTSA 项目相互关联的案例，但实际中却很少能确定并详细描述开展以疾病为核心的转化医学研究所利用的 CTSA 项目的资源。

专栏 4-4　CTSA 项目辅助支持特定疾病的转化研究

癌症：由威尔康奈尔大学医学院研究人员组成并领导的一个国际临床研究合作小组，确定了两个遗传基因的缺陷，可能预示着前列腺癌的恶性风险程度增加 3 倍以上（Demichelisa 等，2012；Woods，2012）。

心脏疾病：哈佛大学的 CTSA 中心提供课题资金和网络信息技术平台辅助支持 Beth Israel Deaconess 医学中心的研究人员，利用小鼠动物模型发现了先兆子痫和多胎妊娠的分子水平上的证据，解释了为什么这两种疾病可能成为大约 1/3000 已知无心脏病史孕妇在围产期患上心肌病的危险因素，这种情况有时候甚至是致命性的危险（Patten 等，2012；Prescott，2012）。

肺病：一个由来自日本、加拿大和美国的 13 个研究机构、175 位研究人员组成的国际临床研究协助团队，由辛辛那提大学的 CTSA 中心提供部分项目资金支持，发现了一种罕见的、严重的肺部疾病（淋巴管肌瘤病），影响生育期的妇女健康（McCormack 等，2011；Pence，2012）。

肌营养不良症：罗切斯特大学医学研究中心利用由 CTSA 中心研发的国家数据库探讨肌肉萎缩症对患者生活的影响状况。研究人员发现那些影响患者日常生活的症状（如疲劳、活动受限）比那些最常见的肌性营养不良症状（如肌强直）更为重要。该研究结果已经用于评估患者的治疗预后，并应用于未来改善治疗措施的研究指标（Heatwole 等，2012；Michaud，2012）。

脑卒中：位于圣路易斯市的华盛顿大学的 CTSA 中心提供部分科研资金支持，资助 Barnes-Jewish 医院的临床医生开展关于如何缩短脑卒中患者急诊入院和开始治疗时间的研究。这是因为在脑卒中脑损伤急救中，快速给予抗凝血药物治疗是关键环节。因此，医生们的研究结果将原来的 58 分钟缩短到 37 分钟，减少了医疗护理过程中的一些不必要环节和步骤（Purdy，2012）。

机遇与展望

在建设大学院校临床与转化医学研究之家的阶段中,各个CTSA中心和CTSA项目都已经取得了明确的进展。而CTSA 2.0所面临的挑战将是如何建立一个全国性的CTSA中心协作网络架构以加速完成临床与转化医学发展的使命。在开展本调研评估时,IOM专家委员会已经听到了许多利益相关者关注到底应当建立多少家CTSA中心这一问题。IOM专家委员会并不想简单地选择一个想象中的数目,而是认为随着时间的推移,具体数目将取决于CTSA项目的战略目标和未来优先发展方向。因此,不应当把关注和讨论的重点放在建立多少家CTSA中心的绝对数字上,而是应当考虑CTSA项目如何取得可预测的进展和是否达到预期目标等问题上。

在第2章中曾描述过,各个CTSA中心、CTSA整体项目及NCATS都应该不断甄别和寻求最有效的诊疗产品和干预性措施,并将它们转化进入临床诊治实践应用中去,让患者个体或群体从中真正获益。IOM专家委员会意识到这一重大承诺将为医学科学带来巨大的进步和飞跃式发展。对各个CTSA中心来说,它们所面临的挑战是如何持续积极地参与和深化与其他CTSA中心、研究协作网络、企业和社会等各方面的合作。有效的临床与转化医学研究需要跨学科领域和超越生物医学与健康科学的合作,才有可能点燃新的创意,产生创新之举。为了应对最复杂和最紧迫的医疗健康挑战,CTSA中心应该尝试与大学附属的商学院、法学院、工程学院、护理学院、公共卫生学院、通讯技术学院及任何相关的院系部门,如人类学、心理学系等建立密切的合作关系。

IOM专家委员会支持最近公布的CTSA-RFA申请须知中的变更内容,鼓励各个CTSA中心应当具有更多的灵活性,并专注于它们的优势领域。对于NCATS来讲,应当认可有些CTSA中心擅长开展早期科学研究项目,而其他CTSA中心可能在后期转化研究开发中更具优势,或在社区合作与转化应用实践中更突出。总之,NCATS必须确保CTSA项目作为一个整体而涵盖临床与转化医学研究的全部领域。此外,应当强调各个CTSA中心保留其社区参与的合作职能,并且倾听来自社区医务人员,患者和其他利益相关者的建议,提高项目参与的广泛程度(详见第6章)。

IOM专家委员会敦促NCATS和CTSA中心通过培养共同兴趣和特长来整合CTSA中心,共享研究基础设施,并且就共同的转化医学研究项目加强合作。同时,还鼓励各个CTSA中心提高转化研究效率和效益,建设便利及经济实用的核心设施,开发研究性资源。最后,还需要进一步促进教育培训与辅助服务等资源的利用,以降低转化研究成本。

五、建立 CTSA 项目的评估机制

所有利益相关者，包括研究项目资助者，公众和国会都越来越迫切地希望看到医学健康研究的投资回报证据，例如在临床诊疗中是否增加了更多、更好的新治疗方法和干预性措施等（Austin，2013；Reed 等，2012；Shuster，2012）。因此，建立评估机制可以催化积极变革，加快产出，同时也可以明确奖励或问责制度，让决策机制更加公开透明，开展关注投入和产出的必要沟通与交流[在本报告中关于"评估"的概念是来源于 Patton 所定义的实用性评估的定义，即"评估是针对相关活动而开展的系统性地收集信息、归纳其特点和所产生的效果，以及评判该项目的过程。评估应对该项目或活动的改进、效率的提高、项目未来发展的决策和更全面地了解和认知有明确的意义（Patton，2008）]。在一个多层次和复杂化的环境中，评估 CTSA 项目是一项异常艰巨的任务，但却是至关重要的。因为评估 CTSA 项目不仅可以明确问责制度，也能更好地规划未来发展方向。在 CTSA 项目自始至今的发展历程中，NIH 管理者始终意识到评估机制的重要性，并在 CTSA 项目第一次以及随后的项目申请书中都有所提及，并且作为一个整体 CTSA 项目审议也借助了外部评估机制，针对 CTSA 项目的初步进展，评估结果如下所述：

（一）评估 CTSA 中心

作为申请和获得 CTSA 项目资助条件之一，要求每一个 CTSA 中心的核心申请人必须制订一个详细计划，包括：
- 监管基金使用、项目质量、相关成本、资源和所能提供的辅助研究服务；
- 评估数据并根据具体需求修改项目计划，包括研究资源与必要的服务，更好地满足研究人员的需求，提高项目的质量和效率，同时降低成本；
- 跟踪和评估相关的创新方法和实践，评估项目的合理化结构，汇总资源预计需要的辅助支持和服务等（NIH，2012c）。

最近公布的 CTSA 项目申请表（RAF）要求"项目申请人全程跟踪 CTSA 项目流程，完整地描述评估标准、及时报告关键性进展以确保能够可持续性评估 CTSA 项目进展并及时调整 CTSA 中心的实践活动"（NIH，2012c）。各个 CTSA 中心的评估机制和标准可能针对于各自中心的综合能力和合理化结构及其不同需求，现有科研金金支持、研究方案和实践活动等。这种 CTSA 中心评估机制的多样化使得跨 CTSA 中心的项目评估成为了一项艰巨工作，如果再给予每个 CTSA 中心更大的自由度发挥各自特长，实施这样的评估工作可想而知将是更加困难的。但为了建立项目的问责制度，对一些重要的总结性内容开展评估还是非常必要的，并且可以作为一个整体项目展示 CTSA 中心的进步和价值所在。由于需要在所有

CTSA 中心保持其评估标准的一致性，所以，建立一项能够横跨各个 CTSA 中心的评估机制则需要在更高层次上达成评估标准和方法上的共识。

1. CTSA 中心的自我评估

在各个 CTSA 中心内部也开展过自我评估，包括评议项目的进展、过程和效果。例如，CTSA 中心选择 3 名工作人员的中位数代表被评估研究团队的 1.3 名全职工作人员（full-time employee，FTE）的平均工作量和进展。然而，在评估考核该团队工作重大进展时，约 3/4 的工作成绩是得到了其他工作人员的支持和协助。而这些协助效果却无法体现在上述全职人员工作的绩效评估上（Alexander 等，2013）。因此，有些 CTSA 中心也经常采用混合评估方法，包括收集量化的数据信息、调研满意度、分析社交网络反馈、访谈科研专题小组及研究和分析案例等。也有许多 CTSA 中心使用系统性方法来评估 CTSA 项目的组成部分，区分个体与集体的不同因素等（Alexander 等，2013；Rubio 等，2012）。

2012 年国家评审工作人员的调研报告[在过去 3 年里，CTSA 联盟项目评估关键职能委员会的资源共享工作小组（下面所述）曾使用 CTSA 联盟评估调研表来评估每一个 CTSA 中心的管理机制和转化研究应用方法，并从中明确了评估项目的挑战和改进评估工具的必要性，例如应用调控盘模式来评估项目等（Alexander 等，2013；Rubio 等，2012）]在整体上认可 CTSA 项目，渐进地推动了 CTSA 项目的实施与进展，与此同时，也证实了各个 CTSA 中心之间在项目执行策略和方法上存在着显著差异。报告指出的突出差异主要是在执行 CTSA 项目的多样性和灵活性方面，这也是对建立统一化的评估标准机制的挑战（Alexander 等，2013）。IOM 专家委员会也注意到各自 CTSA 中心对于项目进展的自我评估和绩效认可也并不一致，例如，有些 CTSA 中心在其官方网站上刊登了评估结果信息[参阅 http://casemed.case.edu/ctsc/cores/evaluation.cfm；http://dcc-web2.bumc.bu.edu/wordpress/index.php/programs/program-tracking-and-evaluation.]，包括影响力等资料[参阅 http://ctsi.ucsf.edu/impact.]。然而，从这些公共网站上所获得的评估标准与结果描述并未保持一致。

国家评审人员还特别指出了对于个别 CTSA 中心的评估方法和标准化问题，虽然依据其规模、重点关注其 CTSA 项目适度的灵活性。但 CTSA 项目评估所面临的突出挑战根本上是由于 NIH 缺乏明确的定义和指南（Alexander 等，2013）。为了克服现存的障碍，实施对 CTSA 项目的问责制，必须把建立起有效的评估策略作为一项优先工作去完成，而且确保评估机制和标准的一致性。

2. 推广最佳转化研究实践

在实施 CTSA 项目的早期阶段，CTSA 联盟成立了项目评估关键职能委员会，并且"建立了一个论坛，供各个 CTSA 中心彼此之间交流各自的评价方法，项目进展和所面临挑战"（CTSA Central，2013f）。该联盟委员会及其工作小组为推广最佳实践和提高 CTSA 自我评估水平做出了努力和贡献。委员会每隔一个月编制一份通讯报告，召开电话工作会议，并邀请两个 CTSA 中心负责人讲述他们各自的评估策略和所面临的问题。项目评估关键职能委员会的核心成员认为这些交流促进了最佳实践经验和方法的相互分享，与此同时也讨论了自我评估中所遇到的共性问题和挑战（以及可能的解决方案）（personal communication，D. Rubio，University of Pittsburgh，March 15，2013）。

项目评估关键职能委员会也正在协助制定特殊领域的共识评估标准，作为各个 CTSA 中心和 CTSA 项目进展的评估基准。目前这一评估标准正在 CTSA 联盟下属各个项目委员会成员中测试相关临床研究过程和项目结果。虽然处于早期测试和研发阶段，但是针对临床研究过程重点关注了 15 项指标，其中包括临床研究过程、职业化发展、辅助研究服务项目、经济利益回报、合作机制和产品验证等方面（Rubio，2013）。

该委员会也在为 CTSA 联盟的其他关键职能委员会提供咨询服务开发共同的评估标准，例如，他们正与生物统计、流行病学和研究设计的关键职能委员会就 56 项共同合作研究项目达成共识，利用现有评估方法的同时，开发新方法（Rubio 等，2011a）；为联盟中社区参与核心职能委员会提供咨询，例如，开发评估社区参与的标准；与教育事业发展关键职能委员会制定检测事业成功的共同标准（Lee 等，2012；Rubio 等，2011b，2012；Task Force on the Principles of Community Engagement，2011）。

最后，评估委员会的国家评估咨询联络工作组与美国国家评估协会合作提出了 CTSA 项目的评估框架（Rubio 等，2012）。该评估框架主要是根据 CTSA 项目的复杂性，为 NCATS 和有关机构提供有效地评估参考建议，其中重点关注领域包括：评估范围、项目结构与组织、资金支持、方法、资源利用率、政策和综合能力（CTSA Evaluation Key Function Committee，2012）。这个框架性建议可以作为下一步 CTSA 2.0 项目的宝贵资源和实践参考，以及评估各 CTSA 中心和 CTSA 项目整体运行的参照方案。

3. NCATS 在评估 CTSA 中心的作用

作为获得 NIH-CTSA 项目资助协议的承诺和责任，CTSA 中心必须向 NCATS 提交年度工作进展报告，陈述所取得的成就、关键性进展及 CTSA 中心所面临的挑战和障碍等。最近，NIH 项目管理和预算办公室要求 CTSA 中心的进度报告更新为标准化格式，获取的信息应当包括：成果、产品、参与者、影响力、变化、特别需求以及项目预算等（NIH，2012a）。然而，IOM 专家委员会也了解到新格式所要求的具体信息实际上削弱了项目的灵活性，特别是关于特殊信息和状况，而这些内容可能是 NCATS 报告 CTSA 项目进展中的一部分（personal communication，E. Collier，NCATS，March 20，2013）。

　　尽管在 RFA 最近一份的申请书中表示"NIH 致力于增加 CTSA 项目管理的透明度，以确保 CTSA 项目的完成"（NIH，2012c），但是，没有任何一所 CTSA 中心的年度进展报告是公开的（包括对 IOM 专家委员会也没有公开）。此外，根据 NCATS 工作人员的解释这些 CTSA 中心的项目进度报告，目前并未用于 CTSA 项目的评估（Parsons，2013）。鉴于此，IOM 专家委员会也无法评估这些 CTSA 中心的项目进度报告是否最适于评估各个 CTSA 中心的进展或 CTSA 项目的整体进展或作为 CTSA 中心年度进展的交流内容而不再需要实地考察调研了。无论怎样，IOM 专家委员会认为，鉴于 CTSA 项目投资的规模，必须建立一种有效的评估机制，所有 CTSA 中心应当定期公开地报告其进展状况是否达到了预期标准，是否取得关键性进展和成就等。IOM 专家委员会认为这种公共信息的缺乏状况阻碍了 CTSA 项目管理透明度和问责制度。

　　2012 年 12 月，在 IOM 专家委员会召开的研讨会上，NCATS 工作人员报告，目前 NIH 关于 CTSA 项目的主要评价机制是依据项目合作协议的续约期申请的相关要求和同行评审程序制定的（Briggs，2012）。最近公布的 RFA 项目申请表中给出了一个详细的审评标准，该标准将用来评估这些 CTSA 项目申请书，但是，目前还不清楚 NCATS 将如何评估那些已成立的 CTSA 中心以及其每 5 年一个周期的项目续约申请书，是否应当建立中期评审机制和实施任何纠正错误的必要措施等。为此，IOM 委员会敦促 NCATS 领导层首先应当提高各个 CTSA 中心工作进展报告的透明度，确保有明确的问责制度和监测标准，在 CTSA 中心层面制定关注关键性进展和研究成就的通用标准，以便能够反映 CTSA 项目的任务和战略目标的完成进展状况。

（二）评估 CTSA 项目

　　关于 CTSA 项目现状与进展的评估已经有了几个不同的版本。其中 Westat 机构作为第三方机构提供了定量和定性的基线评估方案。实地考察并评估了 CTSA 项目 3 年的进展状况，包括教育与培训、研究资源利用率、CTSA 项目资助发表的论文以及 CTSA 项目整体进度和各 CTSA 中心的工作进展（专栏 4-5）。Westat 的评估报告结论是"CTSA 项目对鼓励重新设计医学科研过程，加强科研基础设施建设迈出了重要步伐"（Frechtling 等，2012）。此外，OIG 也对 NCRR 的管理机制和绩效情况给出评估总结（参见本章前面讨论部分）（OIG，2011）。

专栏 4-5　对 CTSA 项目的评估

实地考察 CTSA 中心（Westat，2011）

　　Westat 采访了 9 个 CTSA 中心并且进行了实地考察，共对 369 位不同职务和岗位的工作人员进行了访谈。每个 CTSA 中心展示了各自不同的进展状况，Westat 调研报告总结：总体上，

CTSA 中心是根据 CTSA 项目既定目标推进的，特别是基础设施的建设、教育与培训机制的建立，以及研究成果在临床实践过程中的转化付诸实施。CTSA 中心的各位受访者一致表示，没有 CTSA 项目的支持，几乎不可能促进临床与转化医学研究的进展。该报告还指出，在调研访谈时，CTSA 项目仍处于起步的初期阶段，CTSA 项目的许多方面及其职能仍在开发过程中，尤其是相互之间的合作关系等。

评估 CTSA 的教育与培训领域（Miyaoka 等，2011 年）

Westat 对 553 位研修生和学员及 665 位导师进行了调研访谈。调研结果表明两组参加访谈的人员对 CTSA 项目提供的教育与培训内容给予了积极和正向的肯定。与此同时，也提出了需要进一步完善的地方，包括鼓励多种族的导师、学者和学员共同参与培训项目，增加培训团队科学精神以及有关技术转让的知识，还应开发更多资源支持和建立在线学习模式，以及促进职业化专业发展等。

评估研究资源利用状况（Raue 等，2011）

针对 CTSA 项目所提供的研究资源利用状况，Westat 与 302 位使用者和 537 位未使用者进行了访谈交流。所有参与访谈的人员均来自于最初建立的 46 个 CTSA 中心（2006~2009 年建立）。大部分未使用者（80%）仅开展非临床性研究工作，其中 48%受访者表示他们的工作并不需要额外的资源。当评估人员展现广泛的、可利用的研究资源时，79%的使用者对该资源的利用表示满意。与此同时，调研报告中也指出 CTSA 项目本身和所提供的研究资源并没有得到很好的传播和宣传，有部分人员对 CTSA 项目缺乏了解，因此，需要增加关于 CTSA 项目的交流沟通，提高其知名度。

CTSA 项目资助取得的科研成果和发表论文（2006~2011 年）（Steketee 等，2012）

Westat 分析了各个 CTSA 中心年度进展报告和在线期刊数据库信息。结果显示共有 17 038 篇科研论文得到过 CTSA 项目的资助支持。调研评估人员还发现 CTSA 中心获得 CTSA 项目支持越多，该中心所取得的研究成果和发表论文总数越多，而且涉及 CTSA 多中心之间的合作项目也越多。该调研报告还指出需要改进 CTSA 中心发表论文的评估标准。因为有超过 2 800 种出版刊物虽然刊登了 CTSA 项目资助发表的研究论文，但并没有被列入到 CTSA 中心的年度进展报告中，类似的，在 CTSA 中心年度报告中所列的出版刊物中，85%的中心并没有提及 CTSA 项目资助情况。

评估开展早期试验研究状况（Frechtling 等，2012）

在 Westat 调研报告结论中，CTSA 项目资助启动了新的基础研究设施建设，鼓励采用新的试验方法，这些都有助于简化临床与转化医学研究过程。该调研报告还进一步对未来的发展方向提出了建议，CTSA 项目应支持 CTSA 中心资助试点课题，提高对 CTSA 项目的认知度，共享研究资源，拓展教育与培训机会，精简 CTSA 联盟机构，鼓励建立合作伙伴关系，并开展 CTSA 项目的长期评估和总结。

尽管以往这些关于 CTSA 项目的评估活动也给出了明确的结论和建议，但是多数停留在 CTSA 中心的具体工作层面上，IOM 专家委员会并不清楚是否评估过 CTSA 项目的总体方案和执行状况。因此，IOM 专家委员会认为，有必要开展一项正式的，系统性的 CTSA 项目全面评估，以推进 CTSA 项目向 CTSA 2.0 升级的愿景。评估项目内容可以考虑根据 NCATS 工作人员提出的前瞻性发展指标（Briggs and Austin，2012）和 IOM 专家委员会已经确定的重点评估内容，包括 CTSA 中心在哪些方面促进了临床与转化医学研究的发展；以何种程度推进了成果转化为临床诊疗和预防干预措施，或者转化为创新性研究方法；如何推动社区参与，加强下一代临床与转化医学研究人才的教育和培训；如何在临床试验中保护受试者同时减少临床试验进程的延误；怎样开发信息化标准，开发数据资源和辅助性研究工具等。

　　除了上述内容之外，还需要评估 CTSA 中心内部和 CTSA 联盟机构之间的文档汇报系统和沟通交流方式。例如，CTSA 联盟委员会的各个职能委员会年度述职报告，工作小组以及专项研究小组活动和所取得的成就。这些年度报告应详细介绍一系列活动，包括从小规模进步到显著成就，如从设立专门委员会的电子邮箱地址，到编制 T1 转化研究的独特资源和开发目录等之类的重大成果（CTSA Central，2011A）。同样，为 NIH/NCATS 的监管工作组和 CTSA 联盟编制的各项活动报告也将展示 CTSA 项目所涉及的范围广度和研究能力（Katz 等，2011；Pulley，2013）。

　　此外，NIH 也曾编写过两份 CTSA 项目的进展报告，涵盖了各个 CTSA 中心和 CTSA 联盟（2006～2008 年；2009～2011 年）的活动内容（NCRR，2009，NIH，2012b）。最近的 CTSA 项目总结报告汇总了 6 个关键领域的进展，并且以具体案例展示了 CTSA 项目的成就：①加快研究发现；②提高临床研究效率；③培养下一代研究人员；④促进协作和建立合作伙伴关系；⑤提高社区和国家的健康发展水平；⑥提供研究资源和网络数据平台的共享服务。如同一些 CTSA 中心在各自官方网站上所展示的成果信息一样，NCATS 官方网站上也有一个网页，展示了 CTSA 项目所取得的成就以及归功于 CTSA 项目和 NCATS 支持所取得的进步（NCATS，2013d）。

　　虽然这些评估和论述并没有作为此次正式调研评议内容的一部分，但这些交流信息是关于 CTSA 项目进展非常重要和有价值的内容。可以经过整理和编辑作为某些特殊成就的具体细节或 CTSA 项目资源，来证实 CTSA 中心的具体进展和贡献，也可用在今后正式评估过程中的结果部分。NIH 和 NCATS 应客观地完成以前关于 CTSA 项目的评估，以体现其项目管理的透明度。简而言之，应建立一种实效机制，要求各个 CTSA 中心定期汇报是否按照评估指标开展工作，是否取得了里程碑式进展和科研成就等。

（三）机遇与展望

　　IOM 专家委员会认为，NCATS 应当重塑 CTSA 项目的整体规划，制订明确的可衡量的战略目标作为开拓和发展未来空间的新起点；制订可衡量的目标作为更高层次基本指标和举措，也是用于展现项目的可持续发展和成果。目前，NCATS对各个 CTSA 中心和 CTSA 项目的整体规划评估的目标和意义还不十分清晰。尽管在各个 CTSA 中心内部也开展了一些自我评估而且取得了一定进展，但由于评估报告结果缺乏透明度，更缺乏高层次的统一评估标准，因此，难以形成对 CTSA项目总体方案的问责制度。

　　由于开发和制定共识的评估标准需要所有 CTSA 中心参与和协作，因此，建立横跨各个 CTSA 中心的评估机制将是一项巨大的挑战。鉴于 CTSA 项目的复杂性，还可能需要采用创新的评估标准来超越或作为目前以学术文献发表和获得资金支持数量的传统评估标准的补充。

　　作为临床与转化医学研究的最终目标，也是 CTSA 项目的最终目标——改善人类健康，目前如果以对公共卫生和临床医疗保健所产生的直接影响和贡献来评估 CTSA 项目，这既不可行，也不现实，因为影响医疗保健和公众健康事业的因素和变量涉及诸多方面。此外，CTSA 项目还通过各种直接或间接方式促进转化医学研究的基础设施和资源的整合，包括通过改变科研文化、建立教育与培训机制、鼓励社区参与合作，以及其他各种形式来影响临床与转化医学研究，但是这些内容与 CTSA 项目的直接相关程度又无法明确地衡量和评估。尽管存在着各式各样的挑战，NCATS 仍然需要担负起制订评估 CTSA 项目发展的方法和标准的领导机构，通过开发更多的实时性项目进度评估方法来推进临床与转化医学研究实践，克服在转化医学研究过程中的各种障碍，实现 CTSA 项目的使命和战略发展目标。只要存在任何可能，都应有义务改善公众的医疗保健，提高健康水平。

六、CTSA 项目中的沟通与交流

　　确立 CTSA 项目的领导力和问责制的基本核心是建立有效的交流与沟通机制。"与公众建立有效的沟通方式，传递科学研究成果与观点是科学界一项共同的重要职责。特别是那些由公益性机构和政府部门资金所资助的科学研究项目"（ICSU CFRS，2010）。在此调研报告中，IOM 专家委员会从更宽泛的角度来理解和定义交流与沟通机制及其作用。偶尔发布新消息或打印报告并不意味着交流，这里所指的交流与沟通包括一系列的交流活动和使用最佳的沟通方式，实现对项目进展的问责制，保持项目透明度，这不仅能吸引合作伙伴关注，也协助公众对研究成果的理解和支持，以确保研究成果的应用、临床诊疗实践或方法的改善或科研工作流程的进步与完善等。因此，在这一全球化广义范围内，交流与沟通是临床与转化医学研究的基础，也是实现 CTSA 项目目标增值的必然保障。

　　实际上，CTSA 项目已经成立了两个实体机构来承担建立稳定和多元化的沟通渠道这部分功能：一是 CTSA 联盟附属的交流与沟通关键职能委员会；二是 CTSA 协调中心。该关键职能委员会为 CTSA 项目与 NIH 信息人员和管理人员"提供了区域与全国的 CTSA 中心的最佳实践，沟通活动和分享经验；提出合理化建议以更好地解决 CTSA 项目和 CTSA 中心彼此之间的交流和面临的挑战"（CTSA Central，2013e）。该关键职能委员会还在其年度进展报告中列举了部分 CTSA 中心最佳的实践经验，包括与公众媒体、社交媒体的交流和沟通，展示他们的工作成绩以及为民众普及临床与转化医学研究的知识等（CTSA Central，2013c）。

　　当 2011 年 11 月成立 CTSA 协调中心时，该中心的功能也明确包括了组织网络资源，加强交流与沟通以推广和应用最佳研究工具和资源。虽然 CTSA 协调中心与上述职能委员会的工作范围之间存在着一定程度的重叠，事实上，后者的工作和职能更多地是集中在媒体宣传与交流方面，而 CTSA 协调中心的职能则是为 CTSA 中心彼此之间的交流与沟通提供技术性支持等。随着 CTSA 联盟附属的交流与沟通关键职能委员会与协调中心各自的发展，它们都无法单独承担所有的交流与沟通的责任，因此，这种既重叠而又无法完全替代的职能结构可能需要 NCATS 重新评估和确定。此外，在 CTSA 项目的战略规划中，还需要充分体现此重要功能和职责。

　　在全球范围内，科学学术交流正在慢慢地从传统意义上的媒体传播方式趋向于更具参与性和协作性的交流与沟通模式，即从"公众理解科学"的传播模式已经开始部分转化为对话参与或"公众参与科学"的传播模式（Felt 等，2007）。推动这种模式转变需要科研领域的领导层给予坚定的支持。而在这一点上 NIH 的领导已经给出了明确肯定，具体讲，在 CTSA 项目发展进程中，社区参与已经从成立之初的形式补充成为 CTSA 项目的核心部分之一。社区参与合作为更好地与公众对话提供了一个有意义的平台，并且成为由科学发展带动和鼓励交流的新策略。尽管科学家们不习惯与公众媒体的交流与沟通，其中部分原因是他们没有接受过相关的专业培训，更多时候是因为他们认为这是既费时又无益的事情，"另外，缺乏奖励（专业性）也是一个大问题"（Palmer and Schibeci，2012）。但是 NCATS 认为应当改变这种观念和认识，例如，是否可以在 CTSA 中心的评估内容中加入交流与沟通职能，特别是把如何增进与社区合作伙伴之间的交流与沟通作为 CTSA 项目的质量评估标准之一。

　　一般情况下，各种高层次交流和沟通活动，如与美国联邦政策法规制定者的交流应当是 NCATS 最擅长的和应尽职责，而具体研究方案的交流与技术援助的沟通可能更适合于在中间管理层面开展，如 CTSA 协调中心或 CTSA 联盟附属的交流与沟通关键职能委员会。最后，一些更有效地沟通与交流活动也许是由各个 CTSA 中心内部的项目参与人员完成的。专栏 4-6 展示了在不同层面上开展交流与沟通活动的机会。

专栏 4-6　CTSA 项目相互沟通与交流的机会

在 NCATS 管理层面

- 推动 CTSA 项目相互交流以明确其使命和目标的一致性；
- 确保 NIH 附属院所和研究中心的核心领导知晓 CTSA 项目的现状和进展情况，为 CTSA 项目提供更多的合作机会，使彼此的研究合作增值，明确如何联合利用 CTSA 项目的价值和成果；
- 确保各个 CTSA 中心核心牵头人和研究人员明确 NCATS 的管理职能和作用，发挥各自的独特优势，清晰研究成果和新发现是针对何种群体的获益，包括社区合作伙伴等，奖励高效达标的团队；
- 发挥 NCATS 的协调能力，以适应政府监管部门或政策法规机构的政策变化，特别是克服多中心研究项目开展过程中遇到的障碍(譬如，未达成一致评论，需呈交多个 IRB 机构申议等)；
- 学习并采纳各自 CTSA 中心开展转化医学研究的最佳经验，在全国生物医药转化医学研究领域内积极推广和传播，鼓励其他 CTSA 中心交流最佳方法和经验；
- 通过 CTSA 项目执行机制与结果汇报系统，保持项目的透明度，坚持实行项目问责制度(IOM，2009)；
- 为 CTSA 协调中心专职负责交流与沟通的工作人员提供必要的经费支持。

在中层管理层面上(例如 CTSA 协调中心或专职负责交流的联盟委员会)

- 为 CTSA 中心和相关合作项目提供技术咨询，支持他们建立网站，开发专业媒体和社交媒体等；
- 针对媒体关注的话题和交流机会，协调与联盟中其他委员会、CTSA 项目主管和 NCATS 领导等之间的沟通；
- 培训项目代表掌握与媒体和公众开展有效沟通的方法；
- 从 2011~2012 CTSA 年度审计报告中(CTSA Central，2013c)甄别出最佳经验和方法并实现共享，为这些最佳经验和方法在 CTSA 中心的应用提供相关的交流工具；
- 为 CTSA 中心提供技术支持，发展潜在的交流合作伙伴或民众(例如，社区与企业)；
- 开发和推广特殊辅助工具和数据库的应用，并鼓励 CTSA 中心进一步研发(目前在 CTSA 协调中心门户网站上列出了所有共享的研究工具清单，每月举办一次网络辅导研讨会，解释如何使用这些工具等)；
- 与 CTSA 中心合作开展新的传播策略(例如，关于政策法规的更新、临床诊疗实践的变化或提高公众对于研究项目的认知和理解)，旨在提高科研成果应用的效果和影响；
- 继续收集各 CTSA 中心的"成功案例"，开发并有效地共享"成功经验"；
- 为研究人员、尤其是新的研究人员提供专业培训，掌握交流与沟通的策略和在学术期刊上发表文章的技能。

在各自 CTSA 中心层面上

- 在 CTSA 中心彼此之间以及与其他合作机构之间加强沟通和交流，促进特色转化医学研究项目进展，以利于最大程度地共享技术、信息和人力资源等；

- 确保 CTSA 中心内部以及隶属机构中的研究人员能够广泛地开展交流，共享研究工具和资源；
- 在研究团队中明确一位有责任心，并具有一定技能的专家负责对外交流与沟通，包括与社区的沟通和宣传，以便实施最佳的信息收集方式，并解释研究项目规划等；
- 向公众媒体、通讯社和项目发展办公室等汇报和交流具有重大里程碑意义的研究发现和成果等；
- 保持与企业合作伙伴的交流与沟通；
- 与 CTSA 协调中心和 NCATS 管理办公室共同制订媒体宣传计划，促进成果传播，加快推广应用于临床实践；
- 通过各自 CTSA 中心官方网站共享成功案例和研究成果；
- 确保每个 CTSA 中心至少一名专家接受过学术交流与媒体沟通的专业培训。

七、结论与建议

CTSA 项目在履行其核心使命，即加强全美范围内的临床与转化医学基础设施建设方面取得了初步进展。在 CTSA 升级为 CTSA 2.0 过程中，NCATS 有责任有义务确保迄今已经取得的重大成果，并且，有效地促进转化医学领域可持续发展。2009 年 IOM 呈交给美国卫生部的关于 "21 世纪公共卫生与医疗保健事业发展" 的报告应作为制订 CTSA 项目系统化发展方向的科学依据，以提高 CTSA 项目核心领导的工作效率，增强责任感。为此，IOM 专家委员会提出的可行性建议包括：

- 确定少数核心的、可衡量的目标；
- 明确职责与任务；
- 可量化的目标和里程碑式的时间表；
- 预期可能出现的障碍并且制定克服策略；
- 定期报告和开展项目评估；
- 对目标的实现给予奖励和表彰；
- 保持清醒的认知，明确项目是否正在取得进展；
- 随时纠正错误和偏差(IOM，2009)。

目前，临床与转化医学生态系统的发展依然面临着许多挑战，包括如何甄别和验证安全有效的诊疗与预防措施，并将成果转化到临床应用和社区医疗保健实践中。IOM 专家委员会坚信 CTSA 项目能够最终克服这些挑战并且发挥其重要作用，促进临床与转化医学研究的进程。因为 CTSA 项目能建立上述的问责机制，既具有充分的灵活性、又注重实际行动，并且有能力把不同项目的重点放在不同的 CTSA 中心里去；调动和发挥科研人员的主观能动性和聪明才智，促进合作伙伴关系的形成，最终推动一个复杂的转化医学生态系统向前发展。如果能按照预期完成这些任务也就再次证明了 CTSA 项目存在的必要性。

　　IOM 专家委员会还敦促 NCATS 在制订 CTSA 项目发展规划时，要充分体现出积极主动的领导力。在已取得的优势基础上，制订明确和可衡量的发展目标，简化 CTSA 联盟结构，增加项目透明度，建立问责制度，保持有意义的交流与沟通，执行客观评估程序以达到预期的效果与进程。

建议 1：加强 NCATS 对 CTSA 项目的领导力

　　NCATS 应加强对 CTSA 项目的领导力，努力推进临床与转化研究领域的创新与变革。NCATS 在开始执行 CTSA 2.0 升级版之际，应该：

- 积极参与 CTSA 项目合作协议的实施和 CTSA 机构联盟活动；
- 根据临床与转化医学研究全过程，制订 CTSA 项目战略规划与实施方案；确立 CTSA 项目可衡量的目标与目的；
- CTSA 项目应当支持全方位的临床与转化医学研究实践，同时也鼓励各 CTSA 中心建立具有独特优势和灵活性的项目；
- 与 NIH 附属院所、研究中心及其他研究协作网络和企业结成战略合作伙伴关系；
- 通过建立创新基金项目，资助和鼓励 CTSA 中心试点课题的研究与合作，包括与其他 NIH 院所和（或）公立或私立科研机构的合作（例如，企业、政府的其他科研机构、私营基金会、社区组织倡导者或机构）；
- 通过建立项目评估机制找出差距、不足以及潜在的发展机遇，并提出解决这些问题的方案；
- 提炼并广泛传播 CTSA 项目的最佳实践经验与方法，体现这些经验的价值和成就，并寻求进一步的合作机会。

建议 2：重组和精简 CTSA 联盟机构

　　NCATS 应精简现有的 CTSA 联盟机构，重组 CTSA 联盟的指导委员会架构，其成员应包括 CTSA 核心利益相关者与代表。

- NCATS 的领导应成为 CTSA 联盟指导委员会主席，副主席是 CTSA 中心的核心带头人；
- 为 CTSA 协调中心提供和推广现有研究资源。

建议 3：在临床与转化研究整体范畴内，提倡发展 CTSA 中心各自独特的优势

为实现 CTSA 项目的使命和目标，NCATS 应鼓励 CTSA 中心发挥各自优势，为此，CTSA 中心应该：
- 在临床与转化医学研究整体范畴内，推动创新与协作的方法、流程、工具和资源；
- 强调以团队为基础的跨学科培训、教育及研究合作；
- CTSA 的转化医学研究工作应包括各个阶段的病人及其家属、医疗机构以及其他社区伙伴的参与；
- 加强院校之间的合作，包括附属研究机构和院校的交叉学科系部；
- 与企业、研究网络、社会团体和其他利益相关者建立合作伙伴关系；
- 建立信息资源的交流与沟通。

建议 4：针对 CTSA 中心和 CTSA 项目的发展，建立规范化、标准化的评估机制

NCATS 应为 CTSA 中心和 CTSA 项目建立正式的、规范和标准化的评估机制。项目评估标准应清晰并有创新性，与 CTSA 项目的使命和目标保持一致。应超越目前学院派的传统评估模式，例如，以发表学术论文和出版物数量以及获得资助基金的数量为衡量标准。

【注释】

[1] 草根领导模式（the grass-roots approach）

草根领导更多的是描述政治运动发展过程中来源并成长于基层社区和群众之中具有领导力和号召力的先锋人物。他们的领导意识和理念更关注于社区的基础需求，更务实而且集中精力。因此，在推进 NIH-CTSA 转化医学发展过程中，也带动和自我培养了一批来源于科研院所基层和社区的领导人物。他们对转化医学科学领域不仅有自己独特的认知，而且更能将自己的管理理念与社区的基本需求结合为一体。当然，如果来源于草根的领导力模式没有高瞻远瞩的导向，而又无意拓展其联盟合作关系，则有可能会失去向前拓展的动力和正确发展方向。这也是 IOM 在此调研报告中评价两种不同领导模式时的体会和建议。

[2] 自上而下的领导模式（the top-down leadership approach）

与草根领导模式相对应，是"自上而下"的领导模式。相对于草根领导模式，其领导力和号召力更凸显在整合无形资源与协调关系中。客观上，由于"自上而下"的领导模式能够接触到更多、更优势的资源，因此，往往对推出 CTSA 项目的前瞻性发展有一定的预见性，而且更能把握未来发展方向和资金支持项目等。然而，在同基层合作过程中，特别是社区参与的转化医学研究活动中，可能会忽略社区医疗保健发展的需求和有限的基础合作条件。

总之，IOM 专家委员会在建议制订 NIH-CTSA 项目的管理规范和协作机制时，建议 NIH 领导应当注意这两种不同的领导力和管理风格，因势利导地扬长避短做好管理 CTSA 中心的工作和各个 CTSA 中心彼此之间的协调合作。

[3] NIH 罕见疑难疾病研究办公室的职能

NIH 罕见和疑难疾病研究管理办公室(The Office of Rare Diseases Research, ORDR)在 NIH 国家促进转化医学发展中心(NCATS)直接领导下开展并关注罕见或疑难疾病的研究与诊治。在实际研究工作中, ORDR 更多的是通过支持那些罕见病患者的志愿组织和倡导研究机构寻找并确认罕见和特殊疾病的患者人群。目前, ORDR 重点关注下列罕见和疑难疾病的合作:

(1)美国遗传和罕见疾病信息中心(Genetic and Rare Diseases Information Center, GARD): 是与国家人类基因研究中心合作建立的机构, 研究有关罕见或遗传学原因造成的疾病。为了方便来源于不同语种的少数民族患者, GARD 还专门设置了西班牙语等。GARD 的研究结果作为国家共享资源, 将研究信息等保存在国家医学图书馆数据里, 也在各种形式的研讨会中与各位专家学者共享信息。

(2)罕见疾病临床研究协助网(Rare Diseases Clinical Research Network, RDCRN): 是以 NIH 附属的 8 家研究院所为核心共同组建的, 重点协助 19 个不同的临床研究团体和 1 个数据协作管理中心。RDCRN 主要是通过提供各种附属临床研究设施来探索和研究罕见和疑难疾病, 其中包括: 合作开展罕见与疑难疾病研究, 长期随访和观察罕见病患者; 开展临床研究试验(Ⅰ、Ⅱ 和Ⅲ期); 培训临床研究人员如何开展罕见疾病的临床研究; 共同开展预试验和验证研究方法; 为基础和临床研究人员、院校科研人员及患者和社区公众等提供关于罕见与疑难疾病的相关信息与知识。作为一种创新研究实验平台, RDCRN 还提供创新临床研究技术、数据管理方案和各种数据共享标准及模式等。

[4] 优化治疗协作网络(Cures Acceleration Network)

优化治疗协作网络(Cures Acceleration Network, CAN)是由 NIH 提供基金资助开发那些更迫切优化的"医疗方案、方法或相应的医疗产品等"。NIH 规定 CAN 项目的资助范围, 包括了研究性药物、生物制品或医疗器械; 创新和优化研究方案包括: ①提高疾病的临床诊疗, 改善预后, 预防和减轻疾病痛苦和症状; ②在市场竞争机制下并不具备优势, 但却有潜在的开创性和优化现有诊疗手段或方案, 包括快速而省时的简易方案等。

NIH 通过一个由 24 位医学专家组成的审评委员会来评议研究项目, 评语将呈送给 NIH 院长, 并且为他提供相应的决策信息以确定哪些项目属于 CAN 所资助的范围和项目或产品等。

与此同时, 美国公共卫生与人类健康部部长也从提高公共卫生与医疗保健服务领域中提出相应的 CAN 资助的领域: ①基础研究; ②全科医学领域; ③生物-药理学领域; ④药物创新与应用; ⑤生物信息学与基因治疗学领域; ⑥医疗器械研发; ⑦医疗产品的审评和监管技术领域等。

NIH-CAN 基金项目资助的最高额度为每年 1500 万美元, 可以复审而再继续获得 1500 万美元的后续资助支持。在 2010 财政年度中, CAN 共提供了高达 5 亿美元的基金支持相关项目研究。

因此, 无论是从规模和资助范围、形式和目的意义上来看, 与 CTSA 项目类似, 而 CAN 更偏重于临床与转化医学研究的具体项目, CTSA 则是临床与转化医学研究的综合架构建设。

[5] "21 世纪美国公共卫生医疗事业: 健康美国新篇章"的核心内容(HHS in the 21st Century: Charting a New Course for a Healthier America)

美国公共卫生与人类健康服务部(又简称为美国卫生部)是联邦政府中一个至关重要的行政管理部门。每天运行经费高达 20 亿美元之多, 其服务与管理范围涉及每一个美国公民的健康与生活。美国卫生部的主要职责是监管国内与全球范围内各种公共卫生与疾病的安全问题，食品药品安全问题，支持和促进科学研究以提高对疾病的预治和防止扩散等问题，提高美国公民及其社会中弱势群体的健康保障和医疗服务水平。

在如此复杂和多样化的工作中，美国卫生部面临着错综复杂的问题和障碍，例如，尽管医疗健康保健费用不断增加，然而更多的，更复杂的疾病传播与预防问题仍尚未解决或很好地控制。即便是有些问题通过各种协调与合作得到了解决，而与此同时，新的问题或新的责任又叠加到已经是日趋繁重和超负荷的管理工作中来。所以，美国卫生部所管辖的行政和监管职能总是被社会各界所指责为官僚主义或无所作为。最近，为奥巴马医疗改革方案而设置的网络平台系统就是最典型的案例。

2008 年，鉴于国会下属的机构改革与监察委员会要求，IOM 完成一项关于"21 世纪美国公共卫生医疗事业的调研，评估美国卫生部是否妥善并且可行性地推进了美国公共卫生与健康保健事业的发展，以适应未来医疗服务事业的需求。根据美国卫生部职能和管理范围，国会提出了诸多需要调研评估的内容，其中包括：责任范围、使命和目标；专业技术人员的储备压力，为提高公共卫生与医疗健康服务质量和水平，是如何拓展与私营医疗服务机构的合作等。

为了迎接 21 世纪美国公共卫生与健康保健事业的挑战，国会认为美国卫生部应当依据其资源为社会提供更好的公共卫生与医疗保健服务，以保护全体美国公民的福祉和健康。

为此，国会要求美国卫生部改革目前的行政管理职能和效率，更密切地与国会合作和沟通，以及联邦政府机构或部门，公共卫生与医疗保障服务机构；在美国卫生部所管辖的范围内，乃至更大的协助范围内发挥其应有的职能和作用，为提高公共卫生与医疗保健服务水平，需要改变的核心内容如下：

- 重新定义 21 世纪公共卫生与医疗保健服务的定义和范畴；
- 促进服务机制的相互兼容与统一性；
- 确保美国的公共卫生服务系统更有效和更实用；
- 强化美国卫生部在联邦政府职能部门的重要性；
- 提高责任感与决策机制的有效性。

可以讲，20 世纪末到 21 世纪的 20 多年来，美国历届总统都把公共卫生与医疗保健服务的改革作为政府的首要政绩来完成，然而，至今为止，尚未有任何一任总统能够将全民医疗保健服务机制的改革顺利地实施完成。这不仅仅是美国政府所面临的问题，也是全世界各国政府和有识之士所希望突破的难题。

[6] 以患者疗效为中心的研究院（Patient-Centered Outcomes Research Institute，PCORI）？

PCORI 是享有美国国会授权并获得政府支持的研究机构，该机构的核心主旨是通过循证研究提供关于疾病的最佳诊疗证据，以帮助患者选择其针对性的治疗方案和医疗保健服务商提供的医疗保健服务模式。让患者更明确有哪些治疗方案或方法，如何获得更好的治疗方案。PCORI 所开展的研究项目旨在为患者提供更好、更全面地循证信息，如何预治相关疾病，为支持这些建议的科学研究成果提供依据。

为此，PCORI 确立了自己的使命：学习和研究如何提供医疗健康服务，及明确治疗目标。从这些研究实践中，PCORI 可以获得更多、更系统化的知识与科学证据，并通过归纳整理这些循证证据为患者和相关医疗保健服务机构提供信息，例如，PCORI 的研究工作所关注的问题包括："作为一名患者，如果我提供个人的健康和疾病发展史，根据以往和现在的医疗状况，那么，我可能会获得更好的治疗选择或决策方式吗？我的疾病预后会有所改善吗？我的观念与我的疾病诊疗和效果是否有其他不同结果？我能为我的疾病治疗和预后做些什么吗？以改善我的疾病或健康状况？我的医生和医疗服务机构是如何为我的健康和疾病治疗做出决策的，是否是最佳选择等。

为了客观地，科学地回答这些问题，PCOR 需要开展一系列研究和调研工作，包括评估预防机制、诊疗方案和临床治疗手段或产品是否是有益于患者健康和疾病治疗，或了解医疗服务机构如何做出决策的、医疗保险是否合理及产出效果如何等。

这些研究和调研还涉及个人健康状况和公共卫生机制现状及社会环境等，对于诊疗效果的评估则关注患者所获得的护理和治疗、生活质量、生活功能和症状控制以及环境对健康状况的影响等。所以，这些综合信息和个人健康保健服务的分析与研究，最终将为患者和公共卫生与医疗保健服务机构提供更恰当的和科学的事实依据。从发展的角度看，也必然会推动和提高社会群体的医疗保健和健康发展水平，更合理地应用医疗技术、产品和各种保健服务等。

[7]　网络医学概念中的"系统性和网络为基础的创新模式"

网络医学 (network medicine) 是一种以网络为基础的研究和攻克人类疾病的创新模式。

从人体细胞分子模式来理解其功能和机制，疾病的发生与发展极少是由于单个细胞或单一基因的异常而造成的，而更多的理解是由于内部和外部的网络基质和正常机制被打乱或破坏致使组织和器官功能的改变和病变。因此，网络医学的定义事实上是提供了一种创新的工具和平台来诠释和系统性研究某些特殊疾病在分子水平上所发生的问题，例如，追溯到疾病的分子特异性和通路机制，甚至展现出不同个体之间疾病状况（正常生理状况下）在分子水平上的相关性和差异性等。深入开展关于网络医学领域的研究不仅可以协助诊断新疾病相关基因，以及揭示与疾病相关基因组学的研究成果和全基因测序的真正意义所在。最后，准确地描述出疾病与药物的靶向性和生物标记物的客观相关性。

[8]　转化医学研究中，医疗保健提供者与医疗保健系统的关系

医疗保健提供者 (health care provider) 是指某一医疗机构或医疗研究型院所通过系统性方法或方案为个人、家庭或社区群体等提供针对疾病的预防、治疗以及促进或康复人体健康的专业医疗保健服务。

作为某一机构或个体医疗保健提供者（也称为健康工作者）可能是医疗保健专业人士，如医学专业人员、护理专业人员和辅助医疗健康的专业人员等。类似的，医疗保健提供者也可以是公共或社区健康专业机构或中心，例如，医院、诊所和初级医疗保健中心及其他可以提供保健服务的站点等。医疗保健提供者的职业化服务和工作程序是受到国家或地方政府监管部门管理的，以保障专业服务的质量和效果。因此，医疗保健提供者与监管机构和管理机制的整合体就形成了医疗保健系统 (health care system or healthcare system)。

医疗保健系统 (health care system) 是指一整套组织管理机制，包括专业人员、医疗服务或研究机构，以及为提供医疗保健服务而必需的传输系统和辅助机构等，以满足被服务的社会群体和个体获得恰当的医疗保健专业服务。

由于政府管理机制的差异，全世界各个国家形成了各式各样的医疗保健系统。有些国家是完全市场化的医疗保健系统，而另外的国家或地区则完全是由政府或行业协会、宗教团体、慈善机构或志愿机构所管控而运行的，以达到提供给目标人群和个体的医疗健康保健专业服务。但是，各个国家的医疗保健系统规划只能是通过改进而完成变化，不可能通过变革而实现改变。这是全球性的医疗健康事业发展的命题和难关。

[9] 以实践为基础的研究网络体系

以实践为基础的研究网络体系(practice-based research network，PBRN)是指一系列的研究实践活动，主旨是关注患者疾病和健康状况，以及治疗疾病的相关医疗或保健服务活动。PBRN的特色是将个体或单一实践与专业化研究活动通过有组织的和系统化地整合起来，也可以通过实际生活环境和社区作为"实验室"来研究更广泛的人类或患者群体在社区基础上的健康与保健问题。这是突破经典的实验室研究模式而利用社会实践来开展研究的实践。

[10] CTSA 项目与企业所建立的合作伙伴关系

NIH 作为 CTSA 基金项目资助和促进转化医学实践的倡导者，积极鼓励 CTSA 项目资助的 CTSA 中心与企业开展合作交流。2010 年，由 NIH 主持并召开了 CTSA 中心—企业界关于促进转化医学发展的研讨会。在此次交流过程中，NIH 院长要求企业界和学院派的 CTSA 中心在管理思想上要更加开放些，以协助促进转化医学研究为共同目标，从基础科研到社区参与的转化研究合作中，都应当有企业合作伙伴参与的机会。在填补"死亡之谷"的转化瓶颈过程中，更能体现出企业对于药物研发过程中从基础研究到临床和转化试验所起到的专业引领作用。如果我们能够明确、并且已知存在着哪些障碍，NIH 将鼓励所有参与者共同合作以确定这些障碍或困难的所在，共同解决它们。只有如此才有可能真正地实现有效的、有意义的转化科学的发展与共赢合作。CTSA 中心与企业所建立合作的过程中应该包括了学院派的专家和研究机构、政府监管机构和资金管理部门，以及企业研发和市场部门等。

最后，除非我们共同努力合作，并且是更好地密切合作，否则转化医学还是无法最好地、最有效地将产品和技术转化成为诊疗患者疾病的科学实践。

参 考 文 献

AHRQ(Agency for Healthcare Research and Quality). 2012. Practice-Based Research Networks. http：// pbrn. ahrq. gov(accessed March 11，2013).

Alexander，A.，J. A. Hogle，C. Kane，et al. 2013. The Clinical and Translational Science Award National Evaluators Survey：Where are we now? Submitted to the IOM Committee by D. Rubio on March 28. Available by request through the National Academies' Public Access Records Office.

Austin，C. P. 2013. National Center for Advancing Translational Sciences：Catalyzing translational innovation. PowerPoint presented at Meeting 3：IOM Committee to Review the CTSA Program at NCATS，Washington，DC，January 24. http://www. iom. edu/～/media/Files/Activity%20Files/Research/http：//www. iom. edu/～/media/Files/Activity%20Files/Research/CTSAReview/2013-JAN-24/Chris%20Austin. pdf(accessed February 13，2013).

Briggs，J. 2012. Evaluation of the CTSA Program. Remarks presented at Meeting 2：IOM Committee to Review the CTSA Program at NCATS，Washington，DC，December 12.

Briggs，J.，C. P. Austin. 2012. NCATS and the evolution of the Clinical and Translational Science Award(CTSA) Program. PowerPoint presented at Meeting 1：IOM Committee to Review the CTSA Program at NCATS，Washington，DC，October 29. http://www. iom. edu/ ～ /media/Files/Activity%20Files/Research/CTSAReview/2012-OCT-29/IOM%20Briggs-Austin%20102912. pdf(accessed February 13，2013).

Calmbach，W. L.，J. G. Ryan，L. - M. Baldwin，et al. 2012. Practice- Based Research Networks(PBRNs)：Meeting the challenges of the future. Journal of the American Board of Family Medicine 25(5)：572-576.

CTSA Central. 2011a. 2011 CTSA Consortium Committee annual reports. https：//www. signup4. net/Upload/BOOZ12A/CTSA37E/File%202_2011%20CTSA%20Consortium%20Committee%20Annual%20Reports. pdf(accessed March 26，2013).

——. 2011b. CTSA NIAID annual summary 2011. https：//www. ctsacentral. org/sites/default/files/documents/NIAID_2011. pdf(accessed February 21，2013).

——. 2013a. About the CTSA Consortium. https: //www. ctsacentral. org/aboutus/ctsa (accessed February 13, 2013).

——. 2013b. Assets/Catalog. https: //www. ctsacentral. org/reports/cataloging (accessed April 2, 2013, 2013).

——. 2013c. CKFC year in review: Communications Best Practices. https: //ctsacentral. org/sites/default/files/docum-ents/%2310_Communications_year_in_review. pdf (accessed March 26, 2013).

——. 2013d. Clinical and Translational Science Awards. https//www. ctsacentral. org/ (accessed March 26, 2013).

——. 2013e. Communications Key Functions Committee. https: //www. ctsa central. org/committee/communications (accessed March 26, 2013).

——. 2013f. Evaluation Key Function Committee. https: //www. ctsacentral. org/committee/evaluation (accessed March 26, 2013).

——. 2013g. ROCKET (Research Organization, Collaboration, and Knowledge Exchange Toolkit). https: //www. ctsacentral. org/rocket (accessed March 1, 2013).

CTSA Evaluation Key Function Committee. 2012. Evaluation guidelines for the Clinical and Translational Science Awards (CTSA 中心). Submitted to the IOM Committee by D. Rubio on March 28. Available by request through the National Academies' Public Access Records Office.

CTSA PIs (Principal Investigators). 2012. Preparedness of the CTSA's structural and scientific assets to support the mission of theNational Center for Advancing Translational Sciences (NCATS). Clinical and Translational Science 5 (2): 121-129.

Curley, M. A. Q. 2013. Future directions for using CTSA programs and resources. PowerPoint presented at Meeting 3: IOM Committee to Review the CTSA Program at NCATS, Washington, DC, January 24. http: //www. iom. edu/~/media/Files/Activity%20Files/Research/CTSAReview/2013-JAN-24/Martha%20Curley. pdf (accessed March 26, 2013).

Demichelisa, F., S. R. Setlurd, S. Banerjeee, et al. 2012. Identification of functionally active, low frequency copy number variants at 15q21. 3 and 12q21. 31 associated with prostate cancer risk. Proceedings of the National Academy of Sciences of the United States of America 109 (17): 6686-6691.

Disis, N. 2012. CTSA strategic goal 5: Advancing T1 translational research. PowerPoint presented at Meeting 1: IOM Committee to Review the CTSA Program at NCATS, Washington, DC, October 29. http: //www. iom. edu/~/media/Files/Activity%20Files/Research/CTSAReview/2012-OCT-29/CTSA%20presentations/6-Disis%20IOM_CTSA _StrategicGoal5_Disis_10%2029%2012. pdf (accessed March 26, 2013).

Fagnan, L. J., M. Davis, R. A. Deyo, et al. 2010. Linking Practice- Based Research Networks and Clinical and Translational Science Awards: New opportunities for community engagement by academic health centers. Academic Medicine 85 (3): 476-483.

Felt, U., B. Wynne, M. Callon, et al. 2007. Taking European knowledge society seriously: Report of the expert group on science and governance to the science, economy and society directorate, Directorate- General for Research, European Commission. Luxembourg: Office for Official Publications of the European Communities. http: //ec. europa. eu/research/science-society/document_library/pdf_06/european-knowledge-society_en. pdf (accessed March 26, 2013).

Fine, J. 2012. Translation of basic science to human studies: Advancing T1 and T2 research. PowerPoint presented at Meeting 2: IOM Committee to Review the CTSA Program at NCATS, Washington, DC, December 12. http: //www. iom. edu/ ~ /media/Files/Activity%20Files/Research/CTSARevie w/2012-DEC-12/1-4%20Jacqueline%20Fine. Pdf (accessed March 26, 2013).

Frechtling, J., K. Raue, J. Michie, et al. 2012. The CTSA national evaluation phase 1 final report. Rockville, MD: Westat. https: //www. ctsacentral. org/sites/default/files/files/CTSANationalEval_FinalReport_20120416. pdf (accessed April 1, 2013).

Germino, G. G. 2012. Opportunities for NIDDK- CTSA cooperation. PowerPoint presented at Meeting 1: IOM Committee to Review the CTSA Program at NCATS, Washington, DC, October 29. http: //www. iom. edu/~/media/FilesActivity%20Files/Research/CTSAReview/2012-OCT-20/NIH%20presentations/4-%20Germino%20CTSA %20IOM%20NIDDK. pdf (accessed February 21, 2013).

Harvard College. 2012. About eagle- i. https：//www. eagle-i. net/about (accessed March 1，2013).

Heatwole，C.，R. Bode，N. Johnson，et al. 2012. Patient- reported impact of symptoms in myotonic dystrophy type 1 (PRISM-1). Neurology 79 (4)：348-357.

HMO Research Network. 2013. HMO Research Network：About our organization. http：//www. hmoresearchnetwork. org/about. htm (accessed February 28，2013).

ICSU CFRS (International Council for Science Committee on Freedom and Responsibility in the Conduct of Science). 2010. Advisory note："Science communication." http：//www. icsu. org/publications/cfrs-statements/sciencecommunication/ICSU_Sci_Commn_Adv_Note_Dec2010. pdf (accessed March 26，2013).

IOM (Institute of Medicine). 2007. The learning healthcare system：Workshop summary. Washington，DC：The National Academies Press.

——. 2009. HHS in the 21st century：Charting a new course for a healthier America. Washington，DC：The National Academies Press.

——. 2011. Relieving pain in America：A blueprint for transforming prevention，care，education，and research. Washington，DC：The National Academies Press.

——. 2012. Maximizing the goals of the Cures Acceleration Network to accelerate the development of new drugs and diagnostics：A workshop. Washington，DC：The National Academies Press.

——. 2013a. Responses to public input questions regarding the CTSA Program at NCATS. Submitted to the IOM Committee between December 17，2012- March 1，2013. Available by request through the National Academies' Public Access Records Office.

——. 2013b. Roundtable on Value Science- Driven Health Care. http：//www. iom. edu/Activities/Quality/VSRT. aspx (accessed April 10，2013).

Katz，S.，J. Anderson，H. Auchincloss，et al. 2011. NIH CTSA/NCATS Integration Working Group recommendations. http：//www. ncats. nih. gov/files/recommendations. pdf (accessed April 8，2013).

Kaufmann，P. 2013. NeuroNEXT. PowerPoint presented during Conference Call Meeting 3：IOM Committee to Review the CTSA Program at NCATS，Washington，DC，January 30. http：//www. iom. edu/~/media/Files/Activity% 20Files/Research/CTSAReview/2013-JAN-30/Petra%20Kaufmann. pdf (accessed February 25，2013).

Lambright，W. H. 2002. Managing "big science"：A case study of the Human Genome Project. Arlington，VA：PriceWaterhouseCoopers Endowment for the Business of Government. http：//www. businessofgovernment. org/sitesdefault/files/HumanGenomeProject. pdf (accessed April 18，2013).

Lee，L. S.，S. N. Pusek，W. T. McCormack，et al. 2012. Clinical and translational scientist career success：Metrics for evaluation. Clinical and Translational Science 5 (5)：400-407.

McCormack，F. X.，Y. Inoue，J. Moss，et al. 2011. Efficacy and safety of sirolimus in lymphangioleiomyomatosis. New England Journal of Medicine 364 (17)：1595-1606.

Michaud，M. 2012. In muscular dystrophy，what matters to patients and doctors can differ. http：//www. urmc. rochester. edu/news/story/index. cfm? id＝3567 (accessed March 1，2013).

Miyaoka，A.，M. Spiegelman，K. Raue，et al. 2011. Findings from the CTSA National Evaluation Education and Training Study. Rockville，MD：Westat. https：//ctsacentral. org/sites/default/files/documents/Education TrainingReport_ 20111 228. pdf (accessed April 1，2013).

Mulligan，L. 2012. Compliation of Request for Information responses from May 5，2012. Submitted to the IOM Committee on September 17. Available by request through the National Academies' Public Access Records Office.

NCATS (National Center for Advancing Translational Sciences). 2012a. Clinical and Translational Science Awards factsheet. http：//www. ncats. nih. gov/files/ctsa-factsheet. pdf (accessed March 26，2013).

——. 2012b. FAQ about CTSA RFA- TR- 12- 006. http：//www. ncats. nih. gov/research/cts/ctsa/funding/faq/faq. html (accessed March 22，2013).

——. 2012c. Request for information：Enhancing the Clinical and Translational Science Awards Program. http：//www. ncats. nih. gov/files/report-ctsa-rfi. pdf (accessed April 8，2013).

——. 2013a. About NCATS. http：//www. ncats. nih. gov/about/about. html (accessed March 26，2013).

——. 2013b. About the CTSA Program. http：//www. ncats. nih. gov/research/cts/ctsa/about/about. html (accessed April 8, 2013).

——. 2013c. NCATS：Program index. http：//www. ncats. nih. gov/about/program-index/program-index. html (accessed March 26, 2013).

——. 2013d. News and events：Feature stories. http：//www. ncats. nih. gov/news-and-events/features/features. html (accessed March 26, 2013).

NCRR (National Center for Research Resources). 2009. Progress report 2006-2008 Clinical and Translational Science Awards：Advancing scientific discoveries nationwide to improve health. http：//www. ncats. nih. gov/files/2008_ctsa_progress_report. pdf (accessed March 26, 2013).

NIAID (National Institute of Allergy and Infectious Diseases). 2012. Not-for profit partnership with Eli Lilly and Company for TB early phase drug discovery. http：//www. niaid. nih. gov/tipics/tuberculosis/research/pages/lilly. aspx (accessed April 10, 2013).

NIH (National Institutes of Health). 2005. RFA-RM-06-002：Institutional Clinical and Translational Science Award (U54). http：//grants. nih. gov/grants/rfa-files/RFA-RM-06-002. html (accessed February 13, 2013).

——. 2009. RFA-RM-09-004：Institutional Clinical and Translational Science Award (U54). http：//grants. nih. gov/grants/guide/rfa-files/RFA-RM-09-004. html (accessed March 22, 2013).

——. 2011. About NIH：Mission. http：//www. nih. gov/about/mission. htm (accessed March 26, 2013).

——. 2012a. NIH research performance progress report (RPPR) instruction guide. http：//grants. nih. gov/grants/rppr/ rppr_instruction_guide. pdf (accessed March 26, 2013).

——. 2012b. Progress report 2009-2011 Clinical and Translational Science Awards：Foundations for accelerated discovery and efficient translation. http：//www. ncats. nih. gov/ctsa_2011 (accessed March 26, 2013).

——. 2012c. RFA-TR-12-006：Institutional Clinical and Translational Science Award (U54). http：//grants. nih. gov/grants/guide/rfa-files/rfa-tr-12-006. html (accessed February 13, 2013).

OIG (Office of the Inspector General). 2011. NIH administration of the Clinical and Translational Science Awards Program. https：//oig. hhs. gov/oei/reports/oei-07-09-00300. pdf (accessed April 8, 2013).

Palmer, S. E., R. A. Schibeci. 2012. What conceptions of science communication are espoused by science research funding bodies？Public Understanding of Science, August 24. Published online before print, doi：10. 1177/0963662512455295.

Parsons, S. 2013. Written comments regarding CTSA evaluations. Submitted to the IOM Committee on February 14. Available by request through the National Academies' Public Access Records Office.

Patten, I. S., S. Rana, S. Shahul, et al. 2012. Cardiac angiogenic imbalance leads to peripartum cardiomyopathy. Nature 485 (7398)：333-338.

Patton, M. Q. 2008. Utilization-focused evaluation. 4th ed. Thousand Oaks, CA：SAGE Publications, Inc.

Pence, K. 2012. Discovery of treatment for rare lung disease earns U. C. researcher a national award. http：//www. uc. edu/news/NR. aspx？id＝15589 (accessed March 1, 2013).

Peterson, K. A., P. D. Lipman, C. J. Lange, et al. 2012. Supporting better science in primary care：A description of Practice-Based Research Networks (PBRNs) in 2011. Journal of the American Board of Family Medicine 25 (5)：565-571.

Prescott, B. 2012. Researchers uncover important clues to a dangerous complication of pregnancy. http：//www. bidmc. org/News/InResearch/2012/May/Arany_PPCM. aspx (accessed March 1, 2013).

Pulley, J. 2013. CTSA essays and worksheets. Submitted to the NIH CTSA/NCATS Integration Working Group, July 2011. Submitted to the IOM Committee on January 7. Available by request through the National Academies' Public Access Records Office.

Purdy, M. C. 2012. Stroke patients benefit from carmaker's efficiency http：//news. wustl. edu/news/Pages/24442. aspx (accessed March 1, 2013).

Raue, K., A. Miyaoka, M. Spiegelman, et al. 2011. Findings from the CTSA national evaluation utilization study. Rockville, MD：Westat. https：//ctsacentral. org/sites/default/files/documents/EducationTrainingReport_ 20111228.

pdf(accessed April 1, 2013).

Reed, J. C., E. L. White, J. Aube, et al. 2012. The NIH's role in accelerating translational sciences. Nature Biotechnology 30(1): 16-19.

Reis, S. E., L. Berglund, G. R. Bernard, et al. 2010. Reengineering the national clinical and translational research enterprise: The strategic plan of the National Clinical and Translational Science Awards Consortium. Academic Medicine 85(3): 463-469.

Rosenblum, D., and B. Alving. 2011. The role of the Clinical and Translational Science Awards program in improving the quality and efficiency of clinical research. Chest 140(3): 764-767.

Rubio, D. 2013. Evaluation Key Function Committee's outline of next steps for common metrics. Submitted to the IOM Committee on March 28. Available by request through the National Academies' Public Access Records Office.

Rubio, D. M., D. J. del Junco, R. Bhore, et al. 2011a. Evaluation metrics for biostatistical and epidemiological collaborations. Statistics in Medicine30(23): 2767-2777.

Rubio, D. M., B. A. Primack, G. E. Switzer, et al. 2011b. A comprehensive career-success model for physician-scientists. Academic Medicine 86(12): 1571-1576.

Rubio, D. M., M. Sufian, W. M. Trochim. 2012. Strategies for a national evaluation of the Clinical and Translational Science Awards. Clinical and Translational Science 5(2): 138-139.

Shurin, S. B. 2012. CTSA v 2. 0 perspective from the NLHBI. PowerPoint presented at Meeting 1: IOM Committee to Review the CTSA Program at NCATS, Washington, DC, October 29. http: //www. iom. edu/～/media/Files/Activity%20Files/Research/CTSAReview/2012-OCT-29/NIH%20presentations/2-Shurin-IOM%20CTSA%202012%2010%2018%20rev%20JW. pdf(accessed February 21, 2013).

Shuster, J. J. 2012. U. S. government mandates for clinical and translational research. Clinical and Translational Science 5(1): 83-84.

Stanford University. 2012. Macromolecular crystallography at SSRL: AutoDrug. http: //smb. slac. stanford. edu/research/developments/autodrug(accessed April 10, 2013).

——. 2013. About the Stanford Synchrotron Radiation Lightsource. http: //www-ssrl. slac. stanford. edu/content/about-ssrl/about-stanford-synchrotronradiation-lightsource(accessed April 10, 2013).

Steiner, J. F. 2013. Written comments to IOM Committee to Review the CTSA Program at NCATS for panel presentation on January 24. Submitted to the IOM Committee on February 21. Available by request through the National Academies' Public Access Records Office.

Steketee, M., J. Frechtling, D. Cross, J. Schnell. 2012. Final report on CTSA- supported publications: 2006 to 2011. Rockville, MD: Westat.

Task Force on the Principles of Community Engagement(Clinical and Translational Science Awards Consortium Community Engagement Key Function Committee Task Force on the Principles of Community Engagement). 2011. Principles of community engagement: Second edition. NIH Publication No. 11-7782. http: //www. atsdr. cdc. gov/communityengagement/pdf/PCE_Report_508_FINAL. pdf(accessed April 2, 2013).

Tsai, Y., S. E. McPhillips, T. M. McPhillips, et al. 2012. AutoDrug: An automated pipeline for drug discovery at the Stanford Synchrotron Radiation Lightsource(SSRL). http: //smb. slac. stanford. edu/research/developments/autodrug/handout. html(accessed April 10, 2013).

University of Rochester. 2012. CTSA IP: Intellectual Property information exchange. http: //www. ctsaip. org(accessed March 1, 2013).

Vanderbilt University. 2011. Vanderbilt University Medical Center awarded $20 million to coordinate science consortium. http: //www. mc. vanderbilt. edu/news/releases. php? release=2152(accessed April 10, 2013).

——. 2012. ResearchMatch. https: //www. researchmatch. org(accessed March 1, 2013).

——. 2013a. IRBshare. https: //www. irbshare. org(accessed February 13, 2013).

——. 2013b. REDCap(Research electronic data capture). http: //projectredcap. org(accessed March 1, 2013).

VIVO. 2013. About VIVO. http: //vivoweb. org/about(accessed March 1, 2013).

Volkow, N. 2012. Building drug abuse research at NIDA in cooperation with the CTSA consortium. PowerPoint presented during Conference Call Meeting 1: IOM Committee to review the CTSA program at NCATS, Washington, DC, November 19. http: //www. iom. edu/~/media/Files/Activity%20Files/Research/CTSAReview/2012-NOV-19/Nora% 20Volkow. pdf(accessed Feb 22, 2013).

Wadman, M. 2010. NIH encourages translational collaboration with industry. Nature Reviews Drug Discovery 9(4): 255-256.

Weiss, L. 2012. Written comments to IOM Committee to Review the CTSA Program at NCATS for panel presentation. Submitted to the IOM Committee on October 29. Available by request through the National Academies' Public Access Records Office.

Westat. 2011. Report on field visits to CTSA. Rockville, MD: Westat. https: //www. ctsacentral. org/sites/ default/files/documents/FieldVisit_FinalReport_2011June. pdf(accessed April 1, 2013)

Woods, L. 2012. Two genetic deletions in human genome linked to the development of aggressive prostate cancer. http: //weill. cornell. edu/news/releases/wcmc/wcmc_2012/04_09_12. shtml(accessed March 1, 2013).

Zerhouni, E. A. 2005. Translational and clinical science-time for a new vision. New England Journal of Medicine 353(15): 1621-1623.

第 5 章　临床与转化医学的交叉领域

在此次 CTSA 项目调研中，IOM 专家委员会重点归纳了临床与转化医学研究的 3 个交叉领域中 CTSA 项目已取得的实质性进展。这 3 个交叉领域分别是：①教育与培训；②社区医疗健康服务；③儿童健康的研究。综合这 3 个领域的工作进展，以及 CTSA 项目在基础设施建设与研究资源等方面的投入，CTSA 项目已经成为了全美开展临床与转化医学研究的独特资源。为了进一步强化 CTSA 项目在上述 3 个交叉领域中的功能和作用，IOM 专家委员会概述了每个领域的重点方向，并提出了今后发展的建议。

一、临床与转化医学的教育与培训

为了国家公共卫生与医疗保健事业的可持续发展，CTSA 项目应关注培养具有跨学科知识技能、献身于转化医学研究的新一代临床研究型科学家（Meyers 等，2012；Van Hartesveldt 等，2008），除了培养他们开展有成效的科研合作之外，还应培养他们的领导能力和团队协作精神。目前临床与转化医学研究所面临的挑战是如何克服在医疗实践与研究成果转化应用过程中日益扩大的临床（MD）与基础研究（PhD）之间的客观分歧，为此，在生命科学前沿领域与其他相关领域中（包括比较学研究和社区参与研究等），越来越多地强调培养具有临床与转化研究的双重技能和协作精神的临床研究型科学家。

（一）背景与内容

CTSA 项目把临床与转化医学的教育和培训视为首要重点。因此，建设一支具有交叉学科技能的研究团队被认为了保障充满活力的临床与转化医学研究未来发展的必要条件。目前，所有 CTSA 中心都具备了提供转化医学学科的研究生教育课程的教学能力（NIH，2012c），许多中心还有设置了多样化培训项目，包括本科生和博士生预科培训及为科研人员和社区合作人员提供的专项培训等。与此同时，CTSA 联盟机构也明确将"临床与转化医学科学家的培训和职业化发展"作为联盟战略发展目标之一，并投入了大量资源以提高并强化 CTSA 中心开展有效的教育与培训项目活动（CTSA Central，2013a，e）。

1. CTSA 项目培训基金与培训项目

从 CTSA 项目起始，培养新一代临床与转化医学专业人才就已经成为该项目中不可缺少的一部分。所有 CTSA 中心均设立了临床研究导师资质培训基金项目，即 NIH-KL2 项目（NIH，2012c）。NIH-KL2 项目的目标就是培养转化医学领域的导师并且使其成为独立的转化研究专家（NCATS，2013）。获得该基金的资助者一般都具有博士学位（MD，PhD 或同等资质），并且接受过正规科研培训，同时拥有其他科研基金的支持。而另外一项 NIH-TL1 临床研究培训项目则是资助和培训博士生预科和博士后学员，以及其他科研人员进一步掌握有关临床与转化医学研究的知识技能。例如，NIH-TL1 项目可以为医学院学生提供精心设计的、时间为期 1 年的临床科研实践培训课程。在 2011 年度 CTSA 项目预算中，共有 501 名培训人员获得了 NIH-KL2 培训基金的资助，有 469 名人员参加了 NIH-TL1 项目（Collier，2013a）。许多 CTSA 中心还提供了临床与转化医学硕士学位的教学课程。

2011 年，Westat 机构开展了一项关于 CTSA 项目的调研活动。该调研的目的是了解 2006～2010 年获得过 CTSA 项目培训基金资助的学者、研修生和导师的状况（Miyaoka 等，2011）。共有 665 名导师（回复率 56%）和 553 名学者、研修生（回复率 43%）回复了调研问卷内容。总体来看反馈结果是积极正向的。导师认为在一系列职业发展的关键时刻 CTSA 项目提供了必要的培训支持，而且导师自己的专业发展也从中获益匪浅。学者与研修生则表示获得了更多的实用技能、拓展了职业发展的机会。诚然，调研结果也提示了需要进一步改进和完善的内容，包括导师、学者与研修生的来源应该更广泛些；还应强化团队科学精神的培养；另外，还应增强有关技术转让、商业运作以及与政策法规制定者沟通等综合技能的培训。专栏 5-1 给出了该调研评估项目的几个重点内容。

专栏 5-1 在全美范围内调研 CTSA 项目对开展转化医学教育与培训的支持

• 带动了不同专业背景的学员参与全方位的临床与转化医学研究（基础生物和医学研究约为 21%；临床研究约为 52%；临床后期研究约为 26%）；

• 对教育和培训活动的反馈是积极的。例如，92% 的学员认为与导师建立了有益的关系；96% 的学员认为作为研究小组成员而开展研究工作受益良多；

• 尽管学员中递交 NIH-R01 基金项目的申请率不高（只有 16% 的学员递交了 NIH-R01 基金申请书），但获得 NIH-R01 基金资助的成功率获得显著提高（在递交 NIH-R01 申请资助中成功率为 47%）；

• 导师和学员明确表示出对 CTSA 项目的满意度（97% 的导师认为获得了极其宝贵的经验；83% 的学员评价通过参加 CTSA 提供的培训活动，他们的临床研究专业知识提高到"中等或较高水平"（相对应的基线率为 33%）；

• 参加 CTSA 项目培训的导师和学员在他们的第 1 和第 2 次科研项目基金申请中，大多数成为了项目负责人，比例分别是 79% 和 72%。

来源：Miyaoka 等，2011.

2. CTSA 联盟在教育与培训方面的举措

CTSA 联盟也成立了培训与职业发展战略目标委员会。该委员会制定和公布了临床与转化医学专业的硕士研究生所应具备的核心技能(CTSA Central，2011)及其他特殊专业领域的核心技能，包括儿童健康的转化研究、T1 阶段转化研究、院校与企业联合药物研发和医疗器械创新，以及技术转化等方面的内容(CTSA Central，2011)[1]。

此外，CTSA 联盟的培训与职业发展战略委员会还制订了另外一些工作目标，例如，开发核心课程以提高 CTSA 培训资源的可利用率和可获取性；推广与共享指导导师的最佳培训计划与实践经验；制订评估临床与转化研究教育培训的绩效及职业晋升标准等(CTSA Central，2013e)。

(二)机遇与展望

在教育与培训项目中进一步开发更好的创新教育模式和培训方法，应当以各个 CTSA 中心和 CTSA 联盟已取得的成功经验作为 CTSA 2.0 升级版的基础。开展教育与培训的合作也是 CTSA 项目与 NIH 附属院所和研究中心共同关注的合作领域，因此，在督导教育培训和职业发展方面，与 NIH 附属院所和研究中心共同合作、跟踪和推荐最佳实践经验与成功模式是非常有意义的。

根据 IOM 所收集的简报信息和发表的论文专著的同行评议等可以归纳出 CTSA 项目还可以在更大范围拓展其影响力，包括在整个高等教育系统中提供各种教育与培训内容(即从本科生到研究生的教育过程)、提供系列化创新培训的内容；以及为社区人员、科研人员和管理人员提供进一步学习的机会。与此同时，在大学院校内的 CTSA 中心还可以提供不同选择，例如，从单门课程到专业证书培训，甚至包括高等学位的教育也可以同时并存。

1. 创新教育课程和培养团队精神

临床与转化医学研究前沿领域令人兴奋和具有挑战性的是，探索有别于经典科学领域的教育模式与培训方法。我们更强调培养真正意义上的团队精神和跨学科交叉研究合作，因此，建立各专业学科、各院校之间的协作是必然趋势(如医学、护理、商业、法律、工程及公共卫生等)，而不能再停留在表面或口头交流了。这种协作甚至还包括了各个交叉领域中的社区合作(如患者及其家属和医疗保健服务机构相互之间等)。目前在这方面的学习主要还是依靠经验归纳总结。此外，临床与转化研究所涉及的、超出传统的学习范围还包括：企业管理、知识产权、法规科学、医疗保健服务权益，社会偏见与社区参与等。

一些 CTSA 中心也正在努力研发教育与培训的创新性课程和大纲。例如，

CTSA 联盟机构之一，华盛顿大学附属 CTSA 中心利用临床与转化医学研究训练营的模式和教育项目培养学员的团队合作精神，包括组织临床与转化医学研究训练营和几个较为活跃的系列讲座，如每月一次的临床研究信息与方法学系列讲座等(ITHS，2013)。为了培养具备全面解决关键问题能力的转化医学科学家，汇总每个转化研究阶段的问题应包括如下：

- 需要解决哪些问题？（发现阶段）；
- 如何从发现和解决问题阶段转化到人体研究验证阶段？（发展阶段）；
- 如何将研究成果推广应用到临床或社区实践中去？（传播阶段）；
- 如何确认科研成果所带来的真正影响和实际意义？（成果阶段）(Edwards，2013；Kelley 等，2012)。

宾夕法尼亚大学的 CTSA 中心则采用另外一种创新性教育与培训模式[7]。该中心为本科生、医学预科生、研究生、博士后、医师、住院医生和科研人员提供多种形式的教育与培训课程，学员可以参加不同的培训课程，获得不同的证书或学位。除了临床与转化医学一般内容之外，该创新教育培训模式还特别关注临床治疗学的转化研究，包括通过公立与私营企业合作建立学生的实习机制，以及提供关于知识产权与商业运作的培训等(Meagher，2011；University of Pennsylvania ITMAT，2013)。

CTSA2.0 升级版应当以这些创新性教育与培训的经验为基础，衔接和填补基础科学与临床医学之间知识和技能的空隙，强调实践经验和团队精神、有机地融合经典生物医学领域之外的交叉学科，为开展临床与转化医学研究打下坚实的基础。CTSA 中心还应当通过引进创新性教学方法和内容（如游戏、网络与教室结合模式、微型研究院），创造新的学习环境，迅速、有效地推广创新性教育经验。

2. 强化有效的导师培养和辅导机制

在 CTSA 项目的教育与培训中，有效的导师辅导机制是 CTSA 项目不可缺少的组成部分和特色优势所在。2008 年，CTSA 联盟的教育与职业发展关键职能委员会专门成立了一个导师教育工作小组，制订了导师辅导机制中的几个关键要素：包括导师的选择与支持，导师与学员期望的一致性，导师所获得的专业培训以及评估与反馈机制(Fleming 等，2012)。

最近针对 NIH-KL2 基金资助的导师培养项目的调研与访谈结果提示，导师的选择、导师资质和师生关系评估等方面的政策，在各个 CTSA 中心之间仍然存在着很大的差异(Huskins 等，2011；Silet 等，2010；Tillman 等，2013)。例如，导师培训项目的程序不尽相同，30%的培训项目提供导师合同(Huskins 等，2011)；其他近 2/3 的培训项目，要求或鼓励学员师从多学科领域的导师，由导师或项目小组来不同程度地协调多学科导师事宜(Silet 等，2010)。调研结果还提示有些

CTSA 中心未能为导师培训项目提供切实的支持，譬如导师的工资问题、学术水平认可和开展研究项目的支持等。

为了避免泛泛地评议和核对事实，CTSA 项目应当推广成功的导师督导经验，并且制订出关于导师的标准和评估机制。对许多人来讲，出色的导师才能与拥有良好的人际关系密切相关。而具有导师的能力与技能并非天生，可以通过专业培训和激励措施培养。在导师职业发展过程中培养导师所花费的时间应当获得认可。

NIH 的共同基金(Common Fund)与国家科研导师协作网络共同提出的新动议，包括建立导师标准、提供培训机会，为导师学员提供了更多样化的参与机会(NIH, 2013b)。如果 CTSA 项目加入到此项新动议中来将更有利于增加 CTSA 项目中导师培训的机会，甚至可以在不同的 CTSA 中心里考虑建立联合导师指导项目，即在一所 CTSA 中心里的博士生可以选择另外一所 CTSA 中心的导师，从而获得更多的专业特长，与此同时，也建立了创新型合作伙伴关系。待学生完成博士培训后，各个中心还可以开辟新的招聘渠道，从中择优选拔人才。

3. 增加灵活性、突出重点

原则上，临床与转化医学教育与培训的核心内容应当保持一致，例如核心竞争力和技能标准，但培训的部分内容和侧重点可以有一定灵活性。IOM 专家委员会从参加过 CTSA 培训项目的人员那里获得了许多积极的反馈和正向的建议，譬如，撰写科研项目立题报告和计划时保障有充足的时间；有大量机会接触交叉学科领域的知识；导师给予尽心尽责的指导；课程、研讨会和讲习班的教学质量都很高；支持学员参加全国性专业学术会议，并提供机会参与探索性试验项目和获得核心资源支持等(Ceglia, 2013；IOM 2013；Shackelford, 2013)。当然，仍然存在着有待提高和完善的地方，包括：CTSA 项目所提供核心资源的知晓度普遍不够；如果希望在 CTSA 中心工作同时获得高等学位的话，则必须准备足够长的时间，这也是培训项目所要求的[各个 CTSA 中心在制定其职业培训发展项目方面也有较大的灵活性。有些 CTSA 中心要求 KL2 培训学员具备一定资质，参加者必须拥有硕士学位。而另外一些 CTSA 中心则在学位方面没有具体要求(Collier, 2013 b)]。

在开始 CTSA 2.0 升级版后，IOM 专家委员会呼吁应增加教育与培训项目的灵活性。为此，CTSA 联盟的战略目标委员会制订出了一个较为宽泛的能力培训表(CTSA Central, 2011)，扩充到许多可以成为培训项目的专业领域。最终目标是希望根据个性化需求和目标，设计培训内容，把培训重点放在核心专业研究的能力培养上，而不是为了获得硕士或其他高等学位去迎合那些教条式的课程内容。这种灵活的培训项目和内容必将吸引并且留住那些获得 NIH-KL2 资助的学者和获得 NIH-TL1 资助的研修人员，尤其是那些临床医生/临床研究科学家，IOM 专家委员会寄希望于他们能在临床与转化医学研究方面起主导作用。

4. 推广教育与培训教材的应用

CTSA 项目正在通过建立在线网络平台系统来实现 CTSA 培训模块和教材的共享，因为只有推广应用成功的方法和实践经验，才有可能最终转变成为最佳的教育与培训模式。例如，爱荷华大学 CTSA 中心虚拟大学(Virtual University)开始提供临床与转化医学的在线课程(The University of Iowa，ICT，2013)[1]；罗切斯特大学的 CTSA 中心牵头研发的国家 CTSA 教育资源项目可以进一步链接其他 CTSA 中心的教育与培训模块(University of Rochester CTSI，2013)[2]；加州大学旧金山分校开发的导师培养项目也可以通过在线交流获取课程教材等(University of California，San Francisco，CTSI，2013)[3]。

值得关注的是，IOM 专家委员会意识到在提供教育与培训教材方面，各种课程、讲座、工作室研讨以及其他培训资源已经通过各个 CTSA 中心网站进行过广泛地共享了。在实践中，这种共享机制也提高了 CTSA 中心彼此之间和跨专业学科领域中 CTSA 项目的教育与培训交流活动。与此同时，IOM 专家委员会也指出了现有的许多核心课程既有共同之处、又各具特色，这些都有利于提高培训效率，有利于学员获取不同专业领域的知识和特色经验。

5. 增加培训学员的数量、保持来源多样化

Westat 评估报告显示，到目前为止，参加 CTSA 培训项目的学者、学员和导师来源缺乏多样化，譬如，大部分导师是白人，而学员则是白人女性居多(Miyaoka 等，2011)。对探索医学健康新发现是至关重要的转化科研活动需要吸引最有智慧的头脑参与，它也完全依托于建设和维持吸引多样化科研人员的教育大环境。例如，哈佛大学为本科生提供的暑期临床与转化研究培训班就是这样一种创新性教育模式，该项目建立了培养临床与转化科学家的潜在多样化途径(Harvard Medical School DCP，2013)。如果 CTSA 中心与大学附属的各个学院之间建立伙伴关系，特别是那些传统上招收多种族和少数族裔学生的院校，必将促进参与培训人员的多样化。

如果 CTSA 项目与大学院校及其他院校的 STEM 联合在一起(STEM 是指大学院校的理工学科系，即科学、技术、工程与数学等)，也会产生更多、更好的机会。因此，NCATS 应当发挥核心领导作用，利用 NIH 及其他科研资助的优势，进一步拓展多样化教育与培训合作机会。例如，参与 BUILD 项目和国家科研导师网络项目等(BULID 是建设多样化合作基础设施的项目)(NIH，2013a)；国家少数民族健康与健康不平衡研究所(The National Institute on Minority Health and Health Disparities)资助的少数民族研究中心项目(Research Centers in Minority Institutions，RCMI)等也都为拓展与 CTSA 项目的合作提供了机会，特别是 RCMI 还建立了转化医学研究的协作网络(NIMHD，2013)。

6. 临床与转化医学的职业化标准和激励机制

目前,我们仍然沿用着大部分传统标准来评估 CTSA 中心的教育与培训项目,这些标准包括:

- 学员的参加数量;
- 从 K(培训学员)到 R(独立科研负责人)的转化率;
- 发表论文的数量;
- 完成学位教育的数量与学位类型(Miyaoka 等,2011)。

然而,这些经典标准却无法评估临床与转化医学研究中所必需的团队协作精神和交叉学科领域的知识掌握,也无法起到实质性的激励作用。如果 CTSA 中心希望成为真正引导临床与转化医学研究的创新中心,那么,在指导教育与培训项目的评估方面,CTSA 中心也应该实施创新的导师培训模式和评估体制,包括评估那些参加过培训的人员职业生涯发展的机会;是否积极参与全国性的专业组织或机构、是否与其他临床与转化医学研究领域的学员建立了合作关系等。

在这方面,有两个 CTSA 中心的工作小组已经开始尝试。他们分析了临床与转化医学科学家成功的职业要素,考量评估了个人与 CTSA 中心发展所需求的标准。匹兹堡大学的职业化发展研究小组确认了个人因素(如社会与心理因素、研究经验)和 CTSA 中心的发展需求因素(如培训机会、财政资源、科研与临床工作的平衡)均有助于创建成功的临床科学家的事业(Rubio et al.,2011)。这个结论提示我们在制订培训项目时应当考虑学者、学员与导师所关注的核心领域。CTSA 联盟的教育评估工作小组也进一步确认了临床与转化科学家获得事业成功的个人因素与所在机构对其的影响因素(Lee 等,2012)。

NCATS 以及各个 CTSA 中心都有可能重新制订参加培训人员获得的学术认可与晋升激励措施,从而改变教育与培训项目的评估方式。鉴于学院派传统的晋升标准仍然是只关注个人的科研项目与产出(如发表论文、新科研立项得获资助等),新的评估标准中将评估团队精神和协作方法作为对传统标准的补充。诚然,制订新的评估措施具有一定的挑战性,因为有时候合作深度与具体形式难以量化评估。所以,制定正确的评估方法和激励措施也是 CTSA 2.0 的主要挑战。IOM 专家委员会建议可以参考如下标准:

- 跨学科领域协作的证据,包括交叉学科团队合作、社区合作的证据;
- 除了 NIH-TL1 和 NIH-KL2 项目之外,增加的教育与培训新机会及数量;
- 在 CTSA 项目中,社区医疗服务人员与其他利益相关人员的参与程度和增加数量;
- 师生关系满意度与受过专业培训导师的数量;

· 传播与拓展转化知识的公共范围。

7. 拓展培训的机会

到目前为止，在提供研究生和博士后的临床与转化医学专业培训方面，CTSA 中心已经取得了实质性的进展。为继续保持和巩固已取得的成果，还需要进一步拓展师资的教育与培训项目，也包括为专业技术人员和社区合作人员提供继续教育和培训。例如，在临床与转化医学研究实践中，社区合作者实质性参与扩大了进一步拓展教育与培训的范围，培训内容可以包括科研方法与设计、临床试验的政策与法规、推广应用临床创新成果等。

通常地，CTSA 中心为社区合作人员所提供的培训是非正式的，但在南卡罗来纳州大学 CTSA 中心，他们为社区合作人员专门设计了一项正规的"社区学者培训计划"。该培训项目为期 18 个月，着重开发以社区参与为基础的研究团队的能力培训，而研究团队必须包括至少一个大学科研院所和一个社区医疗机构。培训按月开展学习研讨，培训内容是基于导师指导下的解决问题方法的学习（PBL）和如何获得试点项目基金的资助等。初步评估结果显示，该项目可以成功地招募和保留研究团队，并且共同完成以社区为基础的试点转化研究项目（Andrews 等，2012）。

随着 CTSA 项目的拓展，社交网络也在不断扩大，包括了不同利益相关人员参与的社交网络。因此，这也是一个对所有参与人员提供教育与培训的良机。不同的社交群体与合作者都期望自己能够具有实际意义地参与，因此，需要寻求共同点，而 CTSA 中心作为重要的协调机构所提供的教育与培训活动也应当是所有参与者共同感兴趣的内容。

（三）结论与建议

到目前为止，所有 CTSA 中心都把临床与转化医学的教育和培训作为核心职能之一，并在培养核心竞争力与研发转化医学课程方面取得了显著进展。进入 CTSA 2.0 阶段之后，CTSA 中心还需要进一步努力工作来探索和制订创新性教育模式和培训方法，以体现临床与转化医学的独特性。所有参与转化医学的研究者只有具备全面的专业知识，才能为加速开发新疗法、疾病预防措施和新型医疗器械，为提高医疗保健服务水平而做出自己应有的贡献。

建议 5：推进创新性临床与转化医学教育与培训项目

为了更好地培养新一代具有多元化转化研究能力的科学家，CTSA 项目应将临床与转化医学的教育与培训项目作为核心工作之一，因此，CTSA 项目应当强调：

- 创新性教育模式与培训方法，包括培养团队精神、领导力、社区参与和企业化管理等；
- 利用网络在线方式提供高质量的核心课程，供 CTSA 中心和其他机构共享；
- 支持并鼓励临床与转化研究人员的职业化发展与仕途再造；
- 提供灵活多样的个性化培训内容，包括高等学位教育机会。

二、社区参与转化医学研究领域

已知有效的转化医学研究实践需要社区的有效参与，而有效的社区参与是指从基础研究、首次人体参与的临床试验（T0～T1）、到公共卫生研究（T4）、社区全程的参与。在本调研报告中，IOM 专家委员会采纳了由美国国家疾病预防控制中心（CDC）给出的关于"社区参与"的广义和共识性定义：即"社区参与是指特定人群参与和协作的过程，特定人群由于其地理位置接近、拥有共同利益、或群体福祉相似而形成社区"（CDC 与 ASTDR，1997）。IOM 专家委员会认为"社区"一词包括临床与转化医学研究中所有利益相关者。这一宽泛定义包括了各个CTSA 中心所服务的全体成员，患者及其家属、社区机构、疾病研究倡导组织以及临床与公共卫生专业人员，也包括了医生、护士、牙医、营养学家、社会工作者和其他所有相关者等。IOM 专家委员会还定义了"研究型社区"，包括所有生物医学领域的研究人员，即基础研究、临床研究、当地学术圈，大学院校内外的研究人员等。在本章节中"社区"一词特指那些在社区机构、学术院校或私营科研机构环境下为提供并支持社区医疗保健和公共卫生服务的群体，也包括为当地居民提供医疗服务与保健福祉的专业人员和组织机构等。

依据转化医学研究的不同层次和阶段，社区公众参与程度也不同。参与程度最深入的是基于社区的转化研究项目（community-based participatory research，CBPR），在这类项目中，社区成员作为合作伙伴共享领导角色，共同参与科研项目构思、方案设计实施，乃至研究成果的转化。而社区参与程度最低的项目是延展性社区服务，通常是单向的，主要是由研究者向当地民众报告研究结果或正在开展的研究项目情况等（Hood 等，2010；Task Force on the Principles of Community Engagement，2011）。

基于在临床与转化医学研究的所有领域中社区能否有所贡献，这一点尚未达成广泛的共识（专栏 5-2 列举了社区参与转化研究的实例）。例如，与社区代表建立合作关系可以明确社区医疗保健的需求和重点，为有关临床疾病的研究提供关键资料和数据，有助于准备适合本地文化的临床试验协议文件，促进受试者的招募和保留并使其配合研究试验。最终，能更有效地推广和应用科研成果。

此外，在临床试验初期，如果有社区人员参与，将更有助于遵从医学研究的伦理规范，协助更快地获得社区民众的信任（Horowitz 等，2009；Martinez 等，2012；Woolf，2008）。

所以，社区参与临床与转化医学研究的好处是显而易见的，可以促进研究事业的健康发展，获得社区更有力的积极支持及更多的科研经费；也可以吸引拥有更多专业知识和多样化背景的年轻人加入到转化研究事业中来（Freeman 和 Seifer，2013；Staley，2009；Task Force on the Principles of Community Engagement，2011；Yarborough 等，2012）。

专栏 5-2　社区参与临床与转化研究的案例

在基础研究（T0～T1）阶段，社区与倡议疾病研究组织在确定的研究领域、对于提供研究资源和标本、支持开展人体试验等都能起到至关重要的作用。例如，Hermansky-Pudlak 综合征（HPS）患者协作网络就是一个倡导 HPS 疾病研究、为患者及其家属提供支持的非营利性组织。HPS 是一种与遗传障碍相关的疾病，其临床症状表现为白化病、出血、视力障碍、炎性肠病和肺纤维化等（HPS Network，2013）。HPS 患者协作网络一直致力于该疾病的临床与转化医学研究，协助招募专业研究人员、帮助建立研究合作关系并资助相关课题研究，包括已经完成的通过建立动物模型对肺纤维化的 HPS 小鼠肺部细胞系所做的研究（Young 等，2007）。同样，PXE 国际公司也一个非营利性机构，为受到 PXE 疾病困扰的患者及其家庭提供支持，并资助该疾病的转化研究合作项目。PXE 也是一种遗传性疾病，可以导致视觉功能、皮肤弹性、心血管与消化系统的病理改变。为了给研究人员提供遗传学方面的信息，扩大该疾病的临床研究领域，PXE 国际公司收集了患者及其家属的血液和组织样本，建立了生物样本信息库（PXE International，2012）。这些非营利性组织或研究机构为促进这些罕见疾病的转化研究而在科研机构与患者社区之间架起桥梁。

在临床与转化医学研究的临床试验（T2～T3）阶段，社区组织在下述方面起着非常重要的作用，即制定恰当的研究项目协议；帮助研究人员了解患者的文化背景和需求；招聘参加试验的受试者等。例如，艾滋病毒携带者/艾滋病患者的社区组织在支持和参与流行病学研究方面发挥了非常积极的作用。为了促进这些相互协作，美国国家过敏与感染性疾病研究所（NIAID）要求所有获得 NIH-NIAID 项目资助开展艾滋病毒/艾滋病研究的临床试验点都必须成立社区咨询委员会（Community Advisory Board，CAB，Community Partners，2009）。CAB 成为社区代表与临床研究者之间交流的桥梁，也为社区代表参与临床试验设计，招募潜在的受试者提供了机会。在提供其他有效机制支持社区参与临床试验的同时，NIAID 把社区参与作为资助艾滋病毒/艾滋病研究的优先考虑条件。还有一些其他机制也可以促进社区参与临床研究试验。例如，通过"遗产与社区合作伙伴项目"共同建立了相互信任与协作机制；在临床试验中确保社区代表有效地参与研究活动，并保障社区中弱势群体代表的参与（Dieffenbach，2011；HANC，2013a，b；Kagan 等，2012）。

　　社区参与是社区医疗保健和公共卫生研究(T4)阶段不可分割的部分。"同舟共济项目"就是一项基于社区参与的转化研究项目，而且是多阶段性的合作项目。这个项目是由苏跨米西族部落、Gamble 港口的 Klallam 部落与华盛顿大学的酒精与药物滥用研究所(ADAI)共同合作开展的研究项目，并且得到全美少数民族健康与消除健康不平衡中心的资金资助(Healing of the Canoe, 2013; Thomas 等, 2010)。该项目第一阶段(2005～2008 年)的重点是建立苏跨米西族部落与华盛顿大学的酒精与药物滥用研究所(ADAI)之间的合作伙伴关系。在这个阶段中，研究人员开展了一项社区调研项目，他们采用团队合作方式制订调研计划，结合社区年长者的经验、社区特有的传统与文化、认知行为以及关于酒精与毒品的相关知识等，对于青年人关于预防毒品滥用和文化认同等问题采用了访谈方式进行了重点交流。该项目的第二阶段(2008～2013 年)是继第一阶段工作获得成功进展之后，采用相同方法在 Gamble 港口的 Klallam 部落开展类似的调研项目(Healing of the Canoe, 2013; Thomas 等, 2010)。

　　关于社区参与临床与转化医学研究合作的各个方面，包括参与原则、最佳实践、需求以及潜在获益等都已经有了详细的阐述，也有研究描述实现有效的社区参与的最佳办法，包括定义社区概念、确定合作伙伴、交流学习社区参与的规则、构建可持续发展的协作网络以维护社区组织和科研人员之间的合作、开发新项目以及完善转化、推广与应用计划等(Hatcher and Nicola, 2008; IOM, 2012a; Michener 等, 2012)。尽管如此，Hood 与他同事的调研结果提示："到目前为止，社区参与转化研究仍然不具有普遍性，特别是在 NIH 传统意义上所资助的临床与转化医学研究项目方面"(2009)。显然，该报告并没有参考其他有关社区参与的原则及最佳实践的文献。IOM 专家委员会提示有一些报告对社区参与总结出了许多宝贵的经验，如《社区参与的原则》(Task Force on the Principles of Community Engagement, 2011)，《癌症临床试验中的社区参与：改变研究与实践策略》(ENACCT 与 CCPH, 2008)，《NIH-NIAID 关于艾滋病毒/艾滋病临床试验研究项目社区参与的建议》(Community Partners, 2009)。同时，通过 CTSA 项目也开展了一些工作，例如，社区-校园健康伙伴关系(CCPH)、疾病控制与预防中心，以患者为中心的研究院(Patient-oriented Research Institute)以及 NIH 附属院所/研究中心等都提供了宝贵经验。

(一)CTSA 项目和社区参与

　　最初启动的 CTSA 项目是由 NIH 国家研究资源中心(NCRR)负责监管。当时，社区参与已经被确立为优先考核的指标之一，也是各个 CTSA 中心的重要职能之一(NIH, 2009a、2009b、2012b)。而在最新公布的 CTSA 项目 RFA 申请书须知中出现了一些变化，为各个 CTSA 中心执行 CTSA 项目增加了一定的灵活性，这一变动引起一些社区组织和民间促进医学研究团体的担忧，担心社区参与职能会被淡化(CCPH，2012b；Seifer，2013；Thomas，2013)。尽管最新的 RFA 申请书中没有像以前那样要求把社区参与作为关键性指标，但还是明确了所有 CTSA 中心必须拥有转化研究全过程的核心资源。鼓励各个 CTSA 中心"满足开展社区参与研究的需求，并且应当体现研究机构与所在社区的合作优势"，在某种程度上这就意味着转化医学研究活动必须包括社区参与(NIH，2012c)。

CTSA 联盟机构已经试用了一套评估临床与转化医学研究核心能力的标准，其中把社区参与也作为核心能力评估标准的一部分(CTSA Central，2011)。在最新 RFA 申请表的"常见问题"解答中，NCATS 在展望 2014 年 CTSA 项目美好愿景时，确定社区参与为其感兴趣的目标之一(NCATS，2012a)。与此同时，NCATS 工作人员也证实，在 2012 年 9 月 NCATS 工作会议上，NCATS 咨询委员会批准了"加强 CTSA 项目中社区参与协作研究的立项"。但是"尚未决定这个新立项应当以什么形式来实施"(Parsons，2013)。在建立 CTSA 项目与 NIH 附属院所/研究中心之间合作关系并展示其合作初步进展时，也强调了社区参与是合作的重点领域之一(NCATS，2012a)。

2012 年 10 月 15 日，NCATS 公布了新的 RFA 申请书并且强调如何通过 CTSA 项目加大社区参与转化研究的力度，最终目标是"CTSA 中心通过研究计划的实施来提高社区参与的职能，并且解决转化研究中遇到的关键障碍"，而实现这一目标需要适度的"社区参与、协作关系以及开展转化研究的基础设施等"(NIH，2012b)。NCATS 以 RFI 申请书形式向所有利益相关者征询转化研究过程中的问题和建议、如何提升社区参与研究的机会，以及在临床与转化研究过程中基于社区参与的转化研究实践规则等。2013 年 3 月，IOM 在召开 CTSA 项目调研工作总结会议时，NCATS 仍在审议和研究 RFI 所征询获得的意见内容。提供意见的部分专家也与 IOM 专家委员会分享了他们的部分建议内容，他们认为必须强调社区参与的意义，在 CTSA 项目中需要有可持续性的社区参与活动(CCPH，2012a；Emmons，2012；Parsons，2013)。

CTSA 项目关于社区参与的最初目标已初步完成并得到了认可。然而，在 NCATS 规划的 CTSA 项目发展愿景中，如何将社区参与纳入到 CTSA 项目未来发展规划中仍然不明确。尽管有证据表明社区参与仍是 CTSA 项目的重要指标，但是我们担心如果没有明确地要求所有 CTSA 中心支持和鼓励社区参与的话，它的重要性就可能会被忽视。CCPH 回复 NCATS-RFA 的征询意见中已明确表达了这一担心，2013 年 1 月召开的 IOM 专家委员会会议又再次提出了相关问题。因为 CCPH 已经发现了令人不安的迹象，即 NCATS 减少了对社区参与的支持，而 CTSA 项目也相应地减少了对社区参与资源的支持，暂缓了社区参与活动等(CCPH，2012a)。NCATS 在促进 CTSA 项目、拓展相应的社区参与活动时，一定要仔细考虑其决策是否有利于维系业已存在的、但仍很脆弱的社区合作关系，与此同时避免不可预料的后果。

(二)社区参与已取得的进步

社区参与作为 CTSA 项目必不可少的一部分，各个 CTSA 中心与 CTSA 联盟都已经投入了专门时间和资源来建立与社区及其代表之间的合作关系，维持相互信任，开展以社区参与为基础的转化研究项目，开发社区参与的研究辅助工具和共享资源、提供针对社区人员的培训项目等。CTSA 联盟还成立了两个核心委员会负责社区参与事务——第四战略目标委员会和社区参与关键职能委员会。前者工作重点主要是"促进社区与国家的健康事业发展"，后者所属的 8 个工作小组分别致力于基于实践研究的社区网络协作、公共卫生政策咨询及整合与开发社区合作伙伴资源等一系列有关协调工作。这两个委员会工作的核心目标是"在研究人员与社区之间建立并且发展有效的合作伙伴关系"和"在各 CTSA 中心之间通过共享知识信息、资源以及实践经验实现更广泛的社区参与实践计划"（CTSA Central，2013c、f）。这两个委员会与他们的工作小组为各个 CTSA 中心和研究人员开发了一系列辅助研究工具和共享资源，有效地促进了社区参与转化研究的活动（专栏 5-3）（Brady，2012）。

除了通过 CTSA 联盟促进社区参与活动之外，各个 CTSA 中心在社区参与转化研究项目方面也取得了各自的进步。最近开展的一项社区代表参加 CTSA 中心活动的调研项目，共调研了 60 家 CTSA 中心，有 47 家 CTSA 中心给予了反馈信息。近 90%的 CTSA 中心建立了社区咨询委员会（CAB）（Spofford 等，2012）。然而，这些咨询委员会主要是为 CTSA 中心的社区参与小组提供咨询和建议，较少针对 CTSA 中心的领导层。该项调查还发现除了社区参与小组外，社区代表很少有机会直接参与 CTSA 中心领导委员会的管理工作。

如果切实需要社区代表更多地参与 CTSA 项目的话，应当制订并且实施一些有效的策略和规划，让社区代表除了参与上述一般性咨询服务之外，还应参与包括 CTSA 中心领导层的管理咨询工作，这样才能对社区参与的实践活动真正起到实质性的推动作用。

专栏 5-3　社区参与的有效辅助项目举例

• 基于社区参与的前卫网络（Sentinel Network）：这是一项由 5 家 CTSA 中心和几个合作机构所协作开展的项目。通过教育与推荐等方法来制定相关策略，提高社区参与临床研究活动。自该项目启动以来，已有超过 5000 人次参加了调研活动，涉及的问题包括参与转化研究的障碍是什么、当地社区的健康问题和需求是什么、希望参与何种转化研究项目等（NIH，2012a）。

• 社区参与咨询服务（CECS）：主要提供咨询和推荐，帮助 CTSA 中心和研究人员"提高认知、技能和积极性，以便更好地组织 CTSA 中心内外与社区的合作"（Carter-Edwards 等，2013）。该项目分为两个阶段，第一阶段主要考量咨询服务的可行性和利用率；第二阶段是为 CTSA 中心提供咨询服务，促进并改善社区参与活动（Carter-Edwards 等，2013；Duke Center for Community Research，2013）。

• 社区研究的设施与支持（CORUS）：建立在线网络数据库，目的是为了社区参与研究能够共享相关资源和辅助工具，包括进行项目策划与评估、教育与培训、研究参与者注册、通讯联系方法登记以及医学伦理信息咨询等（Indiana University CTSI，2012）。

• 研究工具包（原来称为 PRIMER 或用于改善和提高合作研究的主导资源）：通过建立在线图书馆的模式将现有资源与工具集中整合在一起，用于促进社区参与 PBRNs 相关的多中心临床研究项目。工具包是按照开展转化研究的各阶段分类，并且为科研人员提供完整的使用指南。该研究工具包是由 CTSA 中心、PBRNs 和 HMO 研究网络三方组成的研究协作团队共同合作研发的（Dolor 等，2011；Research Toolkit，2012）。

• 社区参与的实践规则：由 CTSA 联盟机构的社区参与关键职能委员会及其下属工作小组撰写了 200 多页的实践规范与准则。该书阐述了社区医疗服务的概念、原则、例证、最佳实践、评估机制和所面临的挑战等（Task Force on the Principles of Community Engagement，2011）。

正如 NIH NCATS-CTSA 项目整顿小组所指出的那样"虽然各个 CTSA 中心对社区参与的理解和开展合作的差异很大，但 CTSA 项目要求 CTSA 中心必须有社区参与的内容，因此，很多 CTSA 中心已经开发或强化了基于社区参与的合作研究项目"（Katz 等，2011）。关于 CTSA 中心开展社区参与的案例见专栏 5-4。

专栏 5-4　CTSA 中心的社区参与项目案例

• 芝加哥联盟的社区参与项目：位于芝加哥的西北大学、芝加哥大学和伊利诺斯州大学三方共同合作，通过开展一系列的协调工作来增强各自社区的参与能力。系列活动包括定期召开大芝加哥社区参与的转化研究网络会议，为研究人员和社区组织成员提供教育和培训项目，设计芝加哥的健康规划图，标明转化研究的合作机会，承办市级研讨论坛或转化医学研究峰会，探讨关于芝加哥人健康所面临的挑战与合作机遇等（C3，2013；CTSA Central，2013b）。

• 凯斯西储大学主导的克利夫兰临床与转化科学协作项目：利用额度不多、但持续稳定的资金来源支持当地 PBRNs 协作，目前已资助了超过 115 个小项目。其中一个 PBRN 项目包括了 50 项实践活动，还同时获得了罗伯特·伍德·约翰逊基金会的资助；在 3 年时间里，这个 PBRN 项目将 27 000 位 2 型糖尿病患者的糖化血红蛋白水平降低了 1%，足以降低这些患者出现并发症的风险（Case Western Reserve University CTSC，2012；Pulley，2013a）。

• 辛辛那提大学建立的社区领导力培训班项目：为社区领导者设计了 6 周的培训项目，旨在"帮助社区机构如何申请基金，如何学习应用数据库来改善社区参与活动的服务和增加研究合作，并赋权社区采取更有效的措施减少医疗健康、社会和教育的不平等现象"。自 2010 年设置该培训项目以来，共有 41 位社区领导参加了该培训班。第一期培训班学员 9 人，他们为所在的社区争取了超过 130 万美元的科研资助。参与该培训的学员大多来自当地民间组织和非营利性团体，包括大辛辛那提基督教青年会、辛辛那提公共卫生局、林肯高地浸信会教会、大辛辛那提地区镰状细胞疾病患者家庭组织等（Pulley，2013a；University of Cincinnati CCTST，2013）。

• 斯克里普斯转化科学研究所的社区参与项目：是斯克里普斯转化科学研究所领导的惠蒂尔糖尿病研究所的协作项目，旨在研究圣地亚哥地区的墨西哥族裔糖尿病高危人群的治疗与预防。该项目利用基因组学技术、WiFi 网络通讯技术建立社区合作，采取适合当地文化的方法来提供社区教育与医疗保健服务。该项目还建立了糖尿病患者基因库和妊娠期糖尿病患者研究资源库（NIH，2012a；STSI，2013）。

尽管有许多引人注目的社区参与转化研究的成功案例，但从广泛性和层次方面来确切地评估社区参与依然是较为困难的。Hood 及其同事与一所中西部大学的 CTSA 中心开展了一项关于 NIH 资助的社区参与基准水平的调研项目。共调研了 480 项 NIH 资助的科研项目，收回了 194 项反馈信息，在这 194 个项目中，其中只有 43%包括了社区参与活动，而在社区参与的转化研究项目中，只有 17%具有真正意义上的社区协同合作。该调研结果促使研究人员进一步思考 CTSA 中心如何明确社区参与的目标，"在所有 NIH 资助的科研项目中是否应当提高确实可信的社区参与研究的数量、增加社区参与研究项目的活跃程度或两者兼顾"（Hood 等，2010）。

评估标准与评估项目

就像评估 CTSA 项目其他方面一样，社区参与项目也应该得到客观的评估。评估标准应当清晰且有创新性。在单一 CTSA 中心和 CTSA 整体项目中应当使用统一的、一致性的评估标准。到目前为止，作为 CTSA 整体项目尚未正式开展关于社区参与方面的评估活动。最近，在征询社区公共卫生教育与服务中心和 CCPH 的意见时，一位受访者写道，缺乏共同的评估标准"将会伤害社区参与转化研究的积极性，无法量化、记录和评价他们工作的价值所在，也就不可能被地方政府和国家层面的 CTSA 领导所理解。"（Freeman and Seifer，2013）。

现在 CTSA 联盟机构的关键功能委员会成立了一个工作小组负责制定统一的社区参与评价标准。这个工作小组负责甄别社区参与转化研究的各种案例，建立了一个合理化模式作为发展社区参与的标准（Eder 等，2013；图 5-1）。除此之外，研究人员和社区组织的领导还提出如下关于制定标准的建议，包括：转化研究团队与社区人员合作的整合程度？有记录的研究成果是什么？（如改善社区卫生健康的成果、政策变化及成功转化案例等），社区合作伙伴获得的科研经费资金支持和分配比例，新建立的和可持续性的社区合作伙伴数量有多少等（Freeman 和

Seifer，2013)。

(三)机遇和展望

对许多研究人员来讲，在转化医学研究过程中保持社区参与始终如一的确是一种新体验，因此，NCATS 必须给出 CTSA 项目明确的指导思想和行动指南，促进与社区的有效交流，让社区了解其参与研究的目标与期望。除此之外，建立有效的社区伙伴关系还需要克服许多障碍，包括做到相互尊重和信任、理解社区参与的优势和价值所在、应对学术界文化定势的挑战、解决缺乏社区参与的明确目标和合作协议问题、解决缺乏社区人员培训和教育所需要财政支持和补偿等问题(Freeman 和 Seifer，2013；Spofford 等，2012)。在临床与转化医学研究实践中，那些有效地整合社区参与的成功经验，应当给予积极地宣传和大力地推广。

如果我们期望将社区参与整合到 CTSA 项目的各个方面，的确还需要做许多工作，但在该领域中所展现出的合作机会正在增加，而且非常有前景。随着电子病历与社交网络越来越多地被广泛应用，积极倡导疾病研究的社区组织不仅愿意、而且已经加快了缩小医疗健康研究与医疗服务之间差异的脚步。积极与 NIH 附属机构和研究中心(如少数民族研究所的研究项目)资助建立的社区伙伴建立合作关系，也有利于提高 CTSA 资助的受益范围，让社区更愿意参与转化医学研究合作。

在 CTSA 项目调研过程中，IOM 专家委员会得出的结论是社区参与作为 CTSA 项目中不可缺少的一部分，并且赢得了绝大多数人的支持。NIH-CTSA 项目/NCATS 整顿工作小组、CTSA 联盟机构领导、CTSA 项目核心负责人、国会和各种利益相关者都表示支持 CTSA 项目扩大重点领域，甚至转化研究全部范畴的社区参与(CTSA PIs，2012；Katz 等，2011；NCATS，2012b；Pulley，2013b；U. S. Congress，2011)。IOM 专家委员会也完全支持社区参与整个转化研究过程，并且认为这是 CTSA 项目的重要基础，应该得到培育和发展。

在 CTSA 项目的各个阶段中，社区参与也不是孤立存在的，它与 CTSA 项目的领导力、研究方案的策划与实施及沟通交流等融汇交织在一起。每个 CTSA 中心都是依据自身特色建立的，并为所在社区民众或特定患者群体服务，为他们的特殊需求和利益带来合作机遇。客观上，由于地理位置和转化研究项目的多样化，不可避免地出现各个 CTSA 中心所开展的社区参与项目性质的不尽相同。但如果 CTSA 项目自身和 NCATS 没有制订出明确的评估标准和激励机制，无论是基础研究还是临床转化研究都无法真正实现吸引社区参与转化研究的潜在价值。

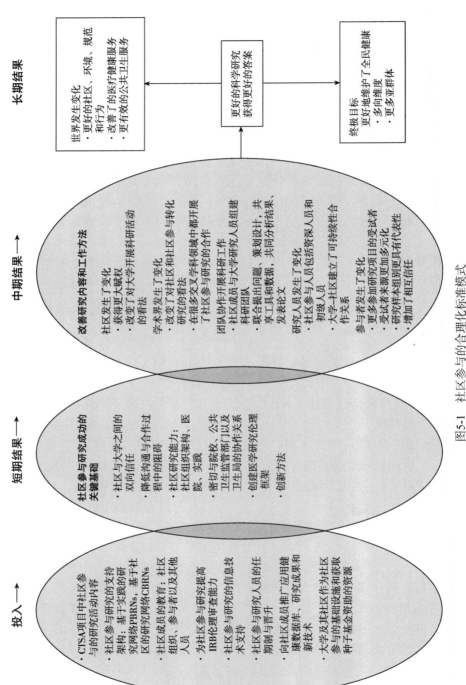

图5-1　社区参与的合理化标准模式

注：CBOs，社区组织；CBRNs，以社区为基础的研究网络；CE，社区参与；CEnR，社区参与式研究；IRB，机构伦理委员会；IT，信息技术；PBRNs，基于实践的研究网络（Eder等，2013）

建议 6：确保社区参与转化研究的所有阶段

NCATS 与 CTSA 项目应该确保患者及其家属、医疗保健服务机构、临床研究人员和其他社区利益相关者参与临床与转化医学研究的全部过程。为此，NCATS 和 CTSA 项目应该：

• 采纳社区参与的广义性定义，并在 CTSA 项目 RFA 申请表和交流中保持统一；

• 在临床与转化医学研究的全部阶段和 CTSA 项目的领导与监管过程中，确保社区利益相关者能够积极参与，并共同享有决定权和优先权；

• 在 CTSA 中心和 CTSA 整体项目中明确社区参与的目标和期望，确保社区参与的最佳实践得到推广和应用；

• 探索任何机遇和激励机制，与多元化的社区构建积极的合作关系。

三、儿童健康的转化研究

长久以来，关于药物安全性和有效性的临床试验，以及其他医疗干预措施的转化研究主要是以成年人为主，药物、医疗器械和预防措施对儿童健康与发育的影响，人们知之甚少[1998 年，NIH 颁布了包括促进儿童参加临床研究的政策指南（NIH，1998）。在过去 20 年里，为了鼓励儿童参加临床试验，政府颁布了一系列政策法规，包括《儿童最佳药品法案》（公法 107-109）、《儿科研究同等待遇法案 2003》（公法 108-155）及《美国食品和药物监督管理局安全与创新法案》（公法 112-144）。虽然这些政策法规都支持开展儿科临床研究，但是儿科很多领域仍然需要经验性研究]（IOM，2012b）。由于缺乏儿科专业的临床研究，在临床诊疗实践中儿科医生只能依靠个人的工作经验，无法参考正式发表的研究论文和科学证据来指导临床诊疗决策（Kon，2008）。因此，儿童健康领域迫切需要开展临床与转化研究。IOM 专家委员会要求 CTSA 项目特别关注儿童健康领域的转化研究项目，目前初步情况是，在开展儿童健康的临床与转化医学研究过程中，CTSA 项目虽然给予了一定重视，但还远远不够。

儿科临床研究缺乏的主要原因包括以下几点：首先，在儿童参与的临床试验中需要特别考虑安全性和伦理道德问题，包括儿童健康志愿者在参加研究性药物治疗或其他试验中潜在的风险，以及对儿童健康或发育可能产生的副作用；此外，尽管一些罕见的儿童疾病可能是灾难性的，但大多数患儿基本还是处于"健康状态"，这样就更难招募到参加临床试验的受试患者；其他方面的挑战还包括：儿科药物和医疗器械的市场较小，参加研究项目受试者的潜在数量更少，由于儿童年龄和发育等因素，存在许多可能的变量（IOM，2012b）；最后，客观上需要研究的药物和医疗器械通常已获得批准用于成人，可以合法地给儿童开处方或标明适应证之外来使用，此时儿科临床试验可能刚刚完成却已经应用于临床了（Portman，2012）。

(一)项目背景与内容

儿童健康的临床与转化研究一直是 CTSA 项目资助的重点之一。2006 年，NIH 公布的改革法案(公法 109-482)规定，开展儿科临床研究的中心(原 GCRC 中心)可以获得独立的资金资助、并且保留其基础研究设施。继该法案公布之后，CTSA 项目的申请书中也可以包括一位儿童健康研究专家作为项目的第二位核心牵头研究者，并为儿童医疗健康研究制定单独预算(Huskins 等，2012；NIH，2009a)。截至 2013 年 3 月，61 所 CTSA 中心中有 9 所是以儿科医生作为核心牵头单位，还有不少 CTSA 中心指定儿科和儿童健康专家为项目核心成员(Collier，2013a)。另外的 52 所 CTSA 中心与儿童医院有不同程度的合作(Collier，2013a)。大部分 CTSA 中心的儿科临床研究人员参加了 CTSA 联盟的儿童健康监督委员会(CC-CHOC)。

CC-CHOC 成立于 2006 年，也是 CTSA 联盟机构的领导委员会之一。它的使命和目标是通过建立全国范围的论坛与专题研讨交流，来促进儿童健康的临床与转化医学研究、并且寻求合作机会。其工作重点是发展合作与建立标准，协调 CTSA 项目中关于儿童健康的转化研究项目(CTSA Central，2012a)。

最近，在 CC-CHOC 与 CTSA 中心共同参与下，一些转化医学研究项目取得了成果：

• 专人负责制计划，克服了以往儿科研究方面的障碍，一旦药企、研究协作网络和研究人员之间有了合作机会，则立刻抓住并提供合作协议、提供临床试验相关的专业知识(专栏 5-5)；

• CC-CHOC 致力于推动儿童健康研究与政策法规监管的统一化，包括制定专业术语标准、病例定义、诊断标准和核心疗效评估等(CTSA Central，2012a；Davis，2012)；

• 部分 CTSA 中心已经和 CC-CHOC 形成了联合伦理审查工作模式，为开展儿科多中心的临床研究项目，提供了既全面又灵活的伦理审查机制(CTSA Central，2012a)。例如，CC-CHOC 曾与罕见疾病临床研究网络协作，利用集中式机构伦理审查模式，审查通过了小儿糖原贮积症 II 型的(Infantile Pompe Disease)一项临床治疗方法研究(CTSA Central，2012a)；

• 因为儿童的生理发育与需求不同于成人，在进行临床研究试验设计时往往需要多学科专业知识；另外，由于符合临床试验入选标准的儿童患者数量相对较少，更需要多中心共同合作。因此，对于儿童健康研究来讲，开展跨学科领域与多中心协作尤为重要。CC-CHOC 近期的目标之一就是提高全美乃至全球的儿童健康研究合作伙伴之间的相互交流。CC-CHOC 正在努力协调与 NIH 相关协作网络(如儿科试验网络)、基于实践研究网络以及其他合作网络(如美国儿科医学会的儿科研究办公室、全球儿科诊疗联盟)、国际网络(如欧洲药物管理局下属欧洲儿科研究网络)等各方面的合作关系(Davis，2012；Portman，2012)。

专栏 5-5　专人负责制订计划

2012 年，为了提高多中心儿科临床试验开展的效率和参与率，CTSA 联盟的 CC-CHOC 发起了专人负责制订计划(Davis，2012)。该计划允许研究项目赞助商、企业代表或个人研发者提出感兴趣的儿童健康问题或者参与研究范围的探讨(CTSA Central，2012b)。形成概括性协议后，通过 CTSA 协调中心提交到 CC-CHOC 管理小组进行审议。如果获得批准，该研究试验协议就转发给开展儿童健康转化研究的 55 所 CTSA 中心，责成专人负责该计划的实施(Davis，2012)。由专人负责将研究试验概要传送给所在 CTSA 中心相关领域的研究人员。研究人员则可以考虑是否有兴趣参加或是否需要获取进一步信息。这些交流反馈将被录入中央数据库，感兴趣的研究人员被邀请参加每周一次的电话会议，与赞助商直接讨论该项目的具体合作方式(Children's National Medical Center CTSI，2013)。在实施该计划的最初 5 个月内，共审议了 20 项临床试验合作协议(Davis，2012)。除了能促进合作，加快临床试验启动之外，该计划还可以推动研究试验协议的进一步探讨、确认相关研究专家以及招聘研究合作者(Davis，2012)。

在儿童健康领域的临床与转化研究过程中，应该首先考虑的是安全性和医学研究伦理问题。CC-CHOC 儿科研究伦理工作小组负责审查各个 CTSA 中心的儿科研究人员提交的临床试验协议，关注 IRB 审查决策动态，鼓励多中心共享 IRB 审查的临床试验方法。该工作小组还提供有关儿科临床研究伦理的咨询服务，将临床研究的伦理顾问与儿科研究人员联系起来，增加临床试验协议的批准率(CTSA Central，2013d)。

CC-CHOC 正在努力开发儿童健康研究的评估标准(Huskins 等，2012)，同时也正在审议关于在 CTSA 中心加强儿童健康科研人员的职业生涯培训规划(Davis，2012)[5]。

(二)机遇与展望

1. 领导力、合作与儿童健康研究的评估

通过 CC-CHOC 的协助，CTSA 项目在精简和加速临床与转化研究实践进程，特别是在被忽略的儿童健康研究领域迈出了重要的一步。为了巩固这些努力取得的成果，IOM 认为 NCATS-CTSA 指导委员会应该指定少数几个在儿童健康转化研究领域享有声望的 CTSA 中心作为项目引领机构，这些 CTSA 中心借助与 CC-CHOC 的密切协作，集中精力发展和引领与其他 CTSA 中心、NIH 附属院所以及其他公立或私立研究机构，包括生物制药企业等的合作。其目的就是为了整合更

多、更好的儿童健康研究资源并强化领导力。这些 CTSA 中心将率先改进或加速儿童健康的临床与转化研究，推动转化研究项目合作，支持儿童健康研究的专业化发展。

确定几所 CTSA 中心，由其负责引领儿童健康转化研究的开展，这种务实的实践模式并不妨碍其他 CTSA 中心参与该领域的转化研究活动。相反，IOM 专家委员会希望这种做法能够鼓励和促进 CTSA 中心之间开展多中心研究合作。专家委员会还认为，CTSA 中心应该研究包括从青春期到成年期整个生命周期的健康研究项目。

作为循证医疗保健系统的组成部分，儿童健康的研究者应该在实施临床与转化研究过程中使用电子健康记录，并积极开展与 PBRNs 的合作。这样能让研究人员更好地了解临床实践，让儿童健康服务机构、患者及其家庭成员学习和了解新的药物、诊疗方法和预防措施。

2. 儿童、父母、家庭成员和社区机构的参与

促进儿童健康研究需要儿童患者、父母亲、家庭成员、儿科或家庭医生以及社区其他相关人员主动、直接参与转化研究的所有阶段。为指导临床与转化医学研究，需要所有相关人员都作为研究团队的一部分，积极参与这一关键研究领域，包括设定研究项目的优先事宜、审议试验方案、修改试验设计，并确保贯彻和执行涉及儿童参与临床研究试验的相关保护性政策法规等。这就需要告知患者家庭与社区参与者，研究项目可能会带来的实际而又深远的意义，这种做法才会提高研究受试者的参与率。最近另外一份调研结果提示，患儿家庭并不完全知晓参与儿童临床研究的潜在机会，通常也不理解实际的可能获益（Davis 等，2013）。

（三）结论和建议

无论是针对儿童特有的疾病还是成人治疗方法或产品拓展应用于儿童患者，我们都必须深入地研究药物、医疗器械和疾病预防措施对儿童健康的影响。由于儿科疾病所影响到的人群相对较小，通常这类疾病也被称为"孤儿病"，然而这些疾病也可能会导致正常生活受限，甚至终生心理、生理或发育障碍/迟缓等。

正是由于上述情况，儿童健康的临床与转化研究就显得更为重要了。IOM 专家委员会总结后认为 CTSA 项目已经合理地强化并加速了临床与转化研究，基本实现了改善儿童健康水平的目标。作为 CTSA 项目中至关重要的组成部分，各个 CTSA 中心与 CC-CHOC 在这个方面已做出了很大努力。NCATS-CTSA 项目应继续保持其引领作用，协调并推动儿童健康的转化研究，即：确保 CTSA

项目在促进各个 CTSA 中心专业特色建设的同时，也要为推动儿童健康研究发挥指导作用。

建议 7：加强关于儿童健康的临床与转化研究

　　在儿童健康的临床与转化研究领域中，NCATS 与 CC-CHOC 应当强化如下措施：

　　• 在儿童健康研究领域中，确定有优势的 CTSA 中心作为引领机构来推进这项工作，并且协调 CTSA 中心之间以及与其他研究机构的合作；

　　• 促进并提高儿童健康相关的社区参与研究项目，可采取以下措施：

　　• 提高儿童及其家庭参与研究的认知，明确告知其潜在风险和获益可能；

　　• 在所有转化研究过程中，让父母、患儿以及其他家庭成员充分地了解、参与，包括确定研究重点和制订试验流程。

【注释】

[1] 爱荷华大学 CTSA 中心建立的虚拟大学提供的临床与转化医学在线课程

　　爱荷华大学 CTSA 中心为 CTSA 联盟机构建立了一个继续教育的门户网站——虚拟大学模式。目前，该虚拟大学提供的网上课程包括：①临床研究伦理与法规概念（由 NIH 提供内容）；②流行病学和以人口群体为基础的医学研究（由 NIH 人类基因研究所提供内容）；③临床药理学规范与准则（由 NIH 临床研究中心提供内容）；④临床研究专业证书培训课程（由爱荷华大学提供）。

　　这些课程通过该门户网站（https://virtualu2.icts.uiowa.edu/moodle/）免费提供给校内或校外的学员以及所有感兴趣的学员，参加者只需要完成简单的注册即可登陆学习了。

　　从目前所提供的课程来看，该虚拟大学的概念与内容还处于试运行阶段，无论是教学内容及其水平、还是组织管理能力都尚未完全到位。其他 CTSA 中心的网站教育培训课程与之相比可能内容更加丰富些。但是这一在线虚拟大学课程对于校外或非 CTSA 中心的学员来讲，应当是一个比较简单而实用的自学资源。

[2] 罗切斯特大学的 CTSA 中心——国家 CTSA 教育资源项目

　　罗切斯特大学的 CTSA 中心创建的国家 CTSA 教育资源项目包括了自己本校的，以及其他 CTSA 中心在内的所有 120 项课程内容进行目录汇总，内容涵括了课程名录、授课教授及其所在学院/CTSA 中心和课程内容简介等。

　　这些课程分为在线学习、课堂学习以及在线与课堂相结合 3 种形式。根据学员的不同背景又分成为 9 类课程，其中包括针对高级研究人员、博士后、临床医生和研究生等课程内容。对于希望了解目前 CTSA 中心及其隶属大学所提供的临床与转化医学课程都是非常好的资源信息来源。

　　如果国内医学院或教学医院希望参考相关课程，这也将是一个很有用的信息资源。由于部分课程是学位学习课程，需要通过学习考试而获得学分，所以，课程汇总中并未提供具体课件内容。但给出了教授联系方式，有兴趣可以尝试直接联系。在此，我们列出部分课程目录供大家参考。

(https: //research.urmc.rochester.edu)

美国 61 所 CTSA 中心提供的临床与转化医学学科课程目录

临床与转化医学导论及综述

学时	课程名称
30	From Benchtop to Bedside：What every scientist needs to know
32	Introduction to Translational Research in the Health Sciences
1	The Art of Scientific Presentations
22	Topics in Human Investigation
54	Introduction to the Principles and Practice of Clinical Research
16	Best Practices in Clinical Research
n/a	Clinical Research Training On- Line
16	Short Course in Clinical Research
8	Off the Cuff Training Program
3	Teaching in Medical Education（TIME）
30	Writing Your First Grant

临床与转化医学：科研管理与决策机制

学时	课程名称
3	Mentoring Strategies for the 21st Century
3	Scientific Management Training（SMT）
20	Course in Scientific Management and Leadership
45	Clinical Economics and Decision Analysis
n/a	Health Literacy

临床药理学及药物研发

学时	课程名称
39	Principles of Clinical Pharmacology
51	Pharmacometrics
45	Drug and Device Development
1	Reviewing&Reporting Unanticipated Problems and Adverse Events

临床与转化医学：社区参与及公共卫生学

学时	课程名称
24	Center for Public Health Initiatives（CPHI）
1	Health Services Administration 1：Healthcare Systems
3	Health Services Administration 2：Program&Policy Evaluation
48	Introduction to Patient Care and Clinical Environments
1	Using Health Technology to Improve Clinical Care
1	Development of an Open Source Application for Local Health Departments
8	Social Network Analysis
60	Social and Behavioral Science for Public Health

临床与转化医学：遗传学与转化组学技术

学时	课程名称
30	Human Genetics
1	Genetics for Epidemiologists：Application of Human Genomics to Population Sciences
30	Functional Genomics and Proteomics
15	Proteomics

临床与转化医学：临床试验方法学及其应用

学时	课程名称
48	Research Design and Development Seminar
16	Measurement in Clinical Research

16	Fundamentals in Clinical Trials
16	Special Topics in Clinical Trials
16	Clinical Decision Analysis
16	Analysis of Variance (ANOVA) and Regression
16	Logistic Regression
16	Survival Analysis
16	Making the Most of Mentoring
16	Introduction to Systematic Reviews and Meta- Analyses
16	Cost- Effectiveness Analysis in Health Care
16	Advanced Methods in Decision and Cost- Effectiveness Analysis
18	Health Services Research Using Secondary Data：Didactic Course
32	Outcomes and Effectiveness Research Methods
15	Randomized Control Trials (RCT) Module
16	Research Methods in Palliative Care

临床与转化医学：肿瘤基础与临床研究

学时　课程名称

60	Cancer Biology
24	Cancer Biotechnology
30	Translational Research in Clinical Oncology (TRACO)
12	Mouse Research Models (Mouse 101)
16	Redox Biology
2	Overview of CAM
3	Cancer Scientific Writing (CSW)
3	Writing Cancer Grant Applications

临床与转化医学：替代医学与传统疗法

学时　课程名称

2	Herbs and Other Dietary Supplements
2	Acupuncture：An Evidence-Based Assessment
2	Mind- Body Medicine
2	Studying the Effects of Natural Products
2	Manipulative and Body- Based Therapies：Chiropractic and Spinal Manipulation
2	Integrative Medicine
2	Health and Spirituality

临床与转化医学：神经系统疾病研究

学时　课程名称

44	Clinical Trial Methods Course in Neurology
2	Neurobiological Correlates of Acupuncture

临床与转化医学：T1 阶段转化研究与临床前基础研究

学时　课程名称

45	Molecular Medicine
45	Cellular Microbiology of the Pathogen- Host Interaction
45	Molecular and Cellular Immunology
8	NCBI Field Guide
16	NCBI Field Guide Plus
3	NCBI mini course：Bioinformatics Quick Start
3	NCBI mini course：Making Sense of DNA and Protein Sequences
3	NCBI mini course：Unmasking Genes in the Human Genome
3	NCBI mini course：Identification of Disease Genes

3　　NCBI mini course：Correlating Disease Genes and Phenotypes

3　NCBI mini course：BLAST QuickStart

3　　NCBI mini course：Entrez Gene QuickStart

3　NCBI mini course：Structural Analysis QuickStart

3　　NCBI mini course：Map Viewer QuickStart

3　NCBI mini course：GenBank QuickStart

3　　NCBI mini course：Entrez QuickStart

3　NCBI mini course：Microbial Genomes QuickStart

24　　Introduction to Molecular Biology and Information Sources

40　Advanced Workshop for Bioinformatics Information Specialists

n/a　Exploring 3D Molecular Structures

2　From Alignments to Structural Models

32　　NCBI Power Scripting

8　NCBI Quickscripts

8　Principles of PubChem

n/a　EpiGenomics

n/a　mRNA Expression Technology：Core Concepts in 5 Minutes

临床与转化医学：生物统计学及应用

学时　课程名称

3　　Statistical Tutorial（ST）

16　Statistical Methods and Issues in Clinical Trials

16　Statistical Analysis of Research Data

临床与转化医学：老年医学研究

学时　课程名称

48　Introduction to Patient- Oriented Research in Aging

16　Special Issues in Clinical Trials in Older Populations

16　New and Emerging Techniques in Research on Aging

2　CAM and Aging

临床与转化医学：政策法规与伦理学

学时　课程名称

24　Introduction to the FDA Regulatory Process for Clinical Investigators

16　Ethical and Regulatory Aspects of Clinical Research

临床与转化医学：生物信息学与数据管理

学时　课程名称

n/a　Bioinformatics：From Lab Bench Sciences to the Public

2　What is Biomedical and Health Informatics?

1　Clinical Informatics：Year in Review

n/a　Trustworthy Information Sources for Patients

1　American Recovery&Reinvestment Act and Colorado Regional Information Organization

1　REDCap：Collecting，Storing，and Accessing Data Online

1　Research Use of Human Biological Specimens and Other Private Information

21　Geographic Information Systems（GIS）and Public Health

干细胞及再生医学的转化研究

学时　课程名称

40　Stem Cells and Regeneration

24　Human Embryonic Stem Cell Culture

80　Human Embryonic Stem Cells：Comprehensive Training Program

临床与转化医学：循证与生物医学系统研究

学时	课程名称
4	Searching for Evidence Module
4	The EBBP(Evidence Based Behavioral Practice)Process
4	Introduction to Systematic Reviews Module
4	Critical Appraisal Module
2	NIH Stroke Scale(NIHSS)Training Online

临床与转化医学：前沿技术与工具

学时	课程名称
n/a	Array Comparative Genomics Hybridization(aCGH)
n/a	Alternative Splicing Array Technology
n/a	chIP：Chromatin Immunoprecipitation on a Chip

[3] 加州大学旧金山分校提供的临床与转化医学导师培训项目

根据 CTSA 联盟教育与培训职能委员会的要求，加州大学旧金山分校利用 CTSA 教育基金开发了有关培养临床转化医学导师/师资的课程项目(mentor development program, MDP)。MDP 课程包括以下内容：

(1)临床和转化医学导师的定义和概念；

(2)针对导师的激励机制和面临的挑战；

(3)导师与学员之间有效的交流；

(4)平衡工作与生活；

(5)理解并认可不同学员的背景和水平；

(6)在职业生涯中对于经济状况和基金资助的正确分析；

(7)基金申请与院校内部的评审机制；

(8)了解所在学院的优势和政策导向；

(9)领导力、才能以及成功机遇——如何建立研究团队；

(10)结合理论分析实际教学案例；

(11)导师培训课程总结。

对于该导师培训项目，加利福尼亚大学根据前 3 期(共 38 位学员)的教学经验和体会总结发表了一篇题为"临床与转化医学导师培训计划：显著提高导师工作自信心和能力"的论文。在教学效果评估中，100%的学员给出了各自的评估和建议，2/3 学员认为学有所用；而且经过培训后，他们作为导师开展教学和专业工作指导更有信心了，对该职业培训更满意了(满意度97%)。而学生对于他们的导师也更加满意，特别是在指导临床和转化医学专业科目的学习方面。因此，作为转化医学前沿领域，专业化导师培训项目及过程不仅有利于导师自身能力建设和素质提高，而且对于推广和提高转化医学的教学也有显著帮助。

[4] CTSA 联盟要求临床与转化医学专业的硕士研究生所需具备的核心技能

CTSA 联盟附属的职业培训与发展战略目标委员会的职责是为培养新一代的临床与转化医学人才而进行了深入探讨，并提出了需要掌握 14 项核心技能，以及一些特殊专业(如儿童健康研究、T1 阶段的转化研究等)相关技能的建议。各个 CTSA 中心把这些建议指南作为管理指导，依据自己的专业特长和优势再进行扩展。但是从 NCATS 监管临床与转化医学教育与培训活动来看，更希望所有 CTSA 中心应当有统一的教育和培训的标准与要求，以利于教育效果的评估和验证。因此，CTSA 联盟把这 14 项核心技能也作为 CTSA 中心开展教育与培训项目活动的评估标准参考。

14 项临床与转化医学专业领域的核心技能及其涉及的知识范围(硕士生学位教育培养指南)

汇总如下：

(1) 明确临床与转化研究问题，建立可验证的假设命题；

(2) 具有阅读和评判相关学术文献的能力；

(3) 根据转化研究问题进行课题设计，包括 IRB 申请程序；

(4) 执行研究试验方案，并能利用合作资源解决疑难问题；

(5) 鉴别课题研究过程中错误或问题来源，保证试验质量和规范；

(6) 掌握和熟悉各种生物统计学方法；

(7) 掌握生物医学信息学，了解从基础研究到临床试验再到人口群体研究的过程；

(8) 掌握临床研究的互动技能，遵循受试者保护的政策法规规范与准则；

(9) 掌握如何进行学术交流与沟通；

(10) 了解转化研究领域和相关课题所涉及文化背景的多样性；

(11) 具有转化研究团队合作精神；

(12) 培养领导和管理能力；

(13) 参与和增加转化医学研究交叉领域的学习和培训；

(14) 积极支持和参加以社区为基础的转化研究项目，并建立交流机制。

[5] CTSA 联盟对开展关于儿童健康的转化医学研究项目所需要的核心技能

CTSA 联盟建议将此要求作为基本的技能需求，主要是关注和填补在开展儿童健康的转化医学研究过程中必备的知识和技能，归纳如下 5 点：

(1) 明确临床与转化医学研究问题，建立可验证的关于儿童疾病或健康问题的假设命题(儿童疾病或健康问题转化研究的特殊状况是儿童罕见疑难性疾病占多数，而参与研究的受试者少)；

(2) 根据转化研究假设命题进行课题设计，注意方法学的特殊性和可行性、合理性(儿童受试者需要特别关注知情同意的获取、入组困难、受试者人数少)以及 IRB 项目申议的程序等；

(3) 掌握生物与医学信息学，根据不同年龄组、成长发育特点等进一步了解从基础研究、临床试验到人口群体研究，如何做到合理化对照组的设置等；

(4) 根据政府监管机构的政策法规要求，对开展儿童临床研究承担责任和义务；

(5) 开展转化研究的多中心团队合作，集思广益。

[6] CTSA 联盟要求开展 T1 阶段转化研究项目所需具备的核心技能

CTSA 联盟对于 T1 阶段的转化研究(基础研究项目)的定义范围，决定了其要求所需具备的核心技能可能非常广泛，而且与研究课题方向和方法学直接相关。即使同样都属于 T1 临床与转化医学研究项目的范畴之内，所必备的核心技能却有可能完全不同。因此，CTSA 联盟要求根据具体 T1 项目来确定其核心技能，特别是对于那些基础实验室的研究人员。

(1) 明确什么是可转化的研究问题，针对哪种或哪些疾病的机制开展基础实验，需要了解人体生理学、病理生理学、疾病遗传学和药理学等研究技能；

(2) 根据转化研究问题进行课题设计，采用适当的研究方法并回答和评估相关疾病的发生机制，与此同时，需要将实验室动物疾病模型的研究结果和依据合理地用于解释人类疾病问题上；

(3) 掌握生物与医学信息学，掌握技术转让的相关政策法规和技术指南，并且清晰如何将基础研究成果和发现进一步引入人体临床试验验证过程。

[7] CTSA 联盟对于院校附属临床与转化医学中心和企业开展药物创新合作研发所要求具备的技能

CTSA 联盟鼓励和支持 CTSA 中心与企业建立转化医学研究项目合作，特别是药物创新和转化研究。企业拥有独特的资源和技术以及市场的信息。而 CTSA 中心具有良好的转化实验室和临床人体试验的条件，因此，加强 CTSA 中心与企业的合作，CTSA 中心应当具备如下的技能：

（1）具有开发新药的综合知识和能力，包括发现新药化合物，确认靶标、分子结构，验证其相关药理特性等；掌握药物临床前期实验技术，以及临床四期试验分类和目标；

（2）在药物开发过程中，严格地遵循和服从政策法规以及监管机构要求，掌握政策法规与技术指南之间的区别；掌握新药临床试验申请机制和程序；了解和掌握从临床Ⅰ期到临床Ⅱ期的验证方法，以及如何分析和解释试验结果数据；并能够理解监管机构对于药物临床试验数据信息的评估和建议等；

（3）招聘专业人员参加科研团队，在开展创新药物临床与转化研究过程中明确需要掌握哪些技能的研究人员，如何招聘，如何提供专业培训；了解和掌握由研究者发起的药物临床试验与企业资助的药物临床试验的差异和共同点；

（4）策划和设计临床试验方案，了解并熟悉哪些试验中的因素可能会影响临床试验设计；试验方案的核心内容和环节；特别关注受试者中弱势群体，包括妇女、儿童和无认知能力的个体；确定如何评价试验结果并进行数据分析；

（5）遵循 IRB 审议规范和准则，明确招募受试者纳入标准，确定参与研究受试者的知情同意过程和潜在的获益情况；明确数据监测和安全性管理规定，包括定义各种不同程度的不良反应和未预知不良事件等，遵循汇报程序和原则；

（6）规划项目预算和协商合作合同，在规划项目预算时明确应当考虑的因素；准备协商交流步骤和程序；明确研究人员、研究机构以及项目资助机构各自需要考虑的问题和关注点，包括知识产权，研究成果的所属权以及成果发表的权益等。

参 考 文 献

Andrews, J. O., M. J. Cox, S. D. Newman, et al. 2012. Training partnership dyads for community- based participatory research: Strategies and lessons learned from the community engaged scholarsprogram. Health PromotionPractice. October 22. Published online beforeprint, doi: 10. 1177/1524839912461273.

Brady, K. 2012. CTSA strategic goal 4: Enhancing the health of ourcommunities and the nation. PowerPoint presented at Meeting 1: IOMCommittee to Review the CTSA Program at NCATS, Washington, DC, October 29. http: //www. iom. edu/ ～ /media/Files/Activity%20Files/Research/CTSAReview/2012-OCT-29/CTSA%20presentations/5-Brady%20CTSA%20%20SGC4%20slides%20for%20%20IOM. pdf(accessed March 25, 2013).

C3 (Chicago Consortium for Community Engagement). 2013. Welcome to the C3 network. http: //c3ctsa. org(accessed March 25, 2013).

Carter- Edwards, L., J. L. Cook, M. A. McDonald, S. M. Weaver, K. Chukwuka, and M. M. Eder. 2013. Report on CTSA consortium use of the communityengagementconsulting service. Clinical and Translational Science 6(1): 34-39.

Case Western Reserve University CTSC(Clinical and Translational Science Collaborative). 2012. Clinical and translational science collaborative: Keyachievements, 2007～2012. http: //casemed. case. edu/ctsc/calendar/news/achievements. cfm(accessed March 25, 2013).

CCPH (Community-Campus Partnerships for Health). 2012a. CCPH's responseto NOT-TR-13-001 Request for Information: Enhancing community engaged research through the CTSA Program. http: //depts. washington. edu/ccph/pdf_files/CCPH-RFI-Nov2012F3. pdf(accessed March 22, 2013).

——. 2012b. Letter to Christopher P. Austin, Director of the National Centerfor Advancing Translational Sciences. Sept. 28. Submitted to the IOMCommittee on Oct. 12, 2012. Available by request through the National Academies' Public Access Records Office.

CDC and ATSDR (Centers for Disease Control and Prevention and Agency for Toxic Substances and Disease Registry). 1997. Principles of community engagement. http：//www. cdc. gov/phppo/pce (accessed March 22, 2013).

Ceglia, L. 2013. Presentation：KL2 award：One researcher's experience. Remarks presented at Meeting 3：IOM Committee to Review the CTSAProgram at NCATS, Washington, DC, January 24. Children's NationalMedical Center CTSI (Clinical and Translational Science Institute). 2013. Introducing the Point Person Project. http：//ctsicn. org/2013/01/introducingthe-point-person-project/ (accessed February 18, 2013).

Collier, E. 2013a. Responses to committee questions. Submitted to the IOM Committee on March 27. Available by request through the NationalAcademies' Public Access Records Office.

——. 2013b. Written comments regarding career development programs. Submitted to the IOM Committee on April 2. Available by request throughthe National Academies' Public Access Records Office.

Community Partners (Community Recommendations Working Group of Community Partners). 2009. Recommendations for community involvementin National Institute of Allergy and Infectious Diseases HIV/AIDS clinicaltrials research. Washington, DC： National Institute of Health. http：//www. niaid. nih. gov/about/organization/daids/Networks/Documents/cabrecommendations. pdf (accessed March 22, 2013).

CTSA Central. 2011. Core competencies for clinical and translational research. https： //www. ctsacentral. org/education_and_career_development/core-competencies-clinical-and-translational-research (accessed March 22, 2013).

——. 2012a. 2012 Annual report： CTSA Consortium Child Health Oversight Committee. https： //www. ctsacentral. org/sites/default/files/documents/2012%20CC%20CHOC%20Annual%20Report. pdf (accessed March 20, 2013).

——. 2012b. CC-CHOC Pediatric Point Person Project. www. ctsacentral. org/documents/point-person-project (accessed April 22, 2013).

——. 2013a. About the CTSA Consortium. https： //www. ctsacentral. org/aboutus/ctsa (accessed February 13, 2013).

——. 2013b. Chicago Consortium for Community Engagement. http：//www. ctsa central. org/regional-consortia/chicago-consortium-community-engagement (accessed March 25, 2013).

——. 2013c. Community Engagement Key Function Committee. https： //www. ctsacentral. org/committee/community-engagement (accessed March 25, 2013).

——. 2013d. Pediatric research ethics consultation service. https： //www. ctsacentral. org/articles/pediatric-research-ethics-consultationservice (accessed March 20, 2013).

——. 2013e. Strategic Goal Committee 2-training and career developmentof clinical/translational scientists. https：//www. ctsacentral. org/committee/sg2-training-and-career-development-clinicaltranslational-scientists (accessed March 11, 2013).

——. 2013f. Strategic Goal Committee 4-enhancing the health of ourcommunities and the nation. https： //www. ctsacentral. org/committee/sg4-enhancing-health-our-communities-and-nation (accessed March 25, 2013).

CTSA PIs (Principal Investigators). 2012. Preparedness of the CTSA'sstructural and scientific assets to support the mission of the National Centerfor Advancing Translational Sciences (NCATS). Clinical and TranslationalScience 5 (2)： 121-129.

Davis, J. 2012. The role of CC-CHOC in maternal child research. PowerPointpresented at Meeting 2：IOM Committee to Review the CTSA Program at NCATS, Washington, DC, December 12. http： //www. iom. edu/~/media/Files/Activity%20Files/Research/CTSAReview/2012-DEC-12/21%20 %20Jonathan%20Davis. pdf (accessed February 18, 2013).

Davis, M. M., S. J. Clark, A. T. Butchart, et al. 2013. Public participation in, and awareness about, medicalresearch opportunities in the era of clinical and translational research. Clinical and Translational Science 6 (2)： 88-93.

Dieffenbach, C. 2011. Community engagement in NIAID's HIV/AIDS clinicaltrials networks. http://blog. aids. gov/2011/09/community-engagement-inniaid%E2%80%99s-hivaids-clinical-trials-networks. html (accessed March22, 2013).

Dolor, R. J., S. M. Greene, E. Thompson, et al. 2011. Partnership-driven resources to improve and enhance research (PRIMER)： A survey of community-engaged researchers and creation of anonline toolkit. Clinical and Translational Science 4 (4)： 259-265.

Duke Center for Community Research. 2013. Community EngagementConsultative Service (CECS). https：

//www. dtmi. duke. edu/aboutus/organization/duke-center-for-community-research/community-engagementconsultative -service-cecs(accessed March 25, 2013).

Eder, M., Carter- Edwards, L., Hurd, T. C., et al. 2013. A logic model for community engagement within the CTSA Consortium: Can we measure what we model? Academic Medicine 88(9).

Edwards, K. 2013. Using CTSAs to leverage change: New investigators, newscience. PowerPoint presented at Meeting 3: Committee to Review the CTSA Program at NCATS, Washington, DC, January 24. http: //www. iom. edu/~ /media/Files/Activity%20Files/Research/CTSAReview/2013-JAN-24/Kelly%20Edwards. pdf(accessed Apr. 10, 2013).

Emmons, K. M. 2012. Harvard Catalyst response to RFI NOT-TR-13-001. Submitted to the IOM Committee on February 1, 2013. Available by request through the National Academies' Public Access Records Office.

ENACCT and CCPH(Education Network to Advance Cancer Clinical Trialsand Community-Campus Partnerships for Health). 2008. Communities as partners in cancer clinical trials: Changing research, practice and policy. Silver Spring, MD: ENACCT. http//www. enacct. org/sites/default/files/CommunitiesAsPartners_Report_12_18_08_0. pdf(accessed March 22, 2013).

Fleming, M., E. L. Burnham, W. C. Huskins. 2012. Mentoring translationalscience investigators. JAMA 308(19): 1981-1982.

Freeman, E. R., S. Seifer. 2013. A Delphi process to solicit stake holder feedback for the IOM Committee Review of the CTSA Program. Submittedto the IOM Committee on March 3. Available by request through the National Academies' Public Access Records Office.

HANC(HIV/AIDS Network Coordination). 2013a. Community Partners. https: //www. hanc. info/cp/Pages/default. aspx (accessed March 22, 2013).

——. 2013b. The Legacy Project. https: //www. hanc. info/legacy/Pages/default. aspx(accessed March 22, 2013).

Harvard Medical School DCP(Office for Diversity Inclusion and CommunityPartnership). 2013. The Harvard Catalyst Program for Faculty Development and Diversity. Program for college students: Summer Clinicaland Translational Research Program. http: //www. mfdp. medp. med. harvard. edu/Catalyst/CollegeStudents. html(accessed Apr 1, 2013).

Hatcher, M. T., R. M. Nicola. 2008. Building constituencies for publichealth. In Public health administration: Principles for population-basedmanagement. Vol. 2, edited by L. F. Novick, C. B. Morrow and G. P. Mays. Sudbury, MA: Jones and Bartlett. 443-458.

Healing of the Canoe. 2013. The Healing of the Canoe Project. http: //healingofthecanoe. org/(accessed March 19, 2013).

Hood, N. E., T. Brewer, R. Jackson, M. E. Wewers. 2010. Survey ofcommunity engagement in NIH- funded research. Clinical TranslationalScience 3(1): 19-22.

Horowitz, C. R., M. Robinson, S. Seifer. 2009. Community- basedparticipatory research from the margin to the mainstream: Are researchersprepared? Circulation 119(19): 2633-2642.

HPS Network. 2013. Hermansky- Pudlak Syndrome Network, Inc. http: //www. hpsnetwork. org(accessed March 18, 2013).

Huskins, W. C., K. Silet, A. M. Weber- Main, et al. 2011. Identifying and aligning expectations in amentoring relationship. Clinical and Translational Science 4(6): 439-447.

Huskins, W. C., C. D. Sullivan, J. Wang, et al. 2012. Tracking the impact of the NationalInstitutes of Health Clinical and Translational Science Awards on childhealth research : Developing and evaluating a measurement strategy. Pediatric Research 71(5): 619-624.

Indiana University CTSI(Clinical and Translational Sciences Institute). 2012. CORUS(Community Research Utilities and Support): Working together toadvance community engaged research. https: //ctsacorus. org/home(accessedMarch 25, 2013).

IOM2012a. Primary care and public health: Exploringintegration to improve population health. Washington, DC: The National Academies Press.

——. 2012b. Safe and effective medicines for children: Pediatric studiesconducted under the Best Pharmaceuticals for

Children Act and thePediatric Research Equity Act. Washington, DC: The National AcademiesPress.

——. 2013. Responses to public input questions regarding the CTSAProgram at NCATS. Submitted to the IOM Committee between December17, 2012-March 1, 2013. Available by request through the National Academies' Public Access Records Office. ITHS (Institute of Translational Health Sciences). 2013. Education core. www. iths. org/ED (accessed April 10, 2013).

Kagan, J. M., S. R. Rosas, R. L. Siskind, et al. 2012. Community researcher partnerships at NIAID HIV/AIDS clinical trial sites: Insights forevaluation and enhancement. Progress in Community Health Partnerships: Research, Education, and Action 6(3): 311-320.

Katz, S., J. Anderson, H. Auchincloss, et al. 2011. NIH CTSA/NCATS Integration Working Group recommendations. http: //www. ncats. nih. gov/files/recommendations. pdf (accessed April 8, 2013).

Kelley, M., K. Edwards, H. Starks, et al. 2012. Values in translation: Howasking the right questions can move translational science toward greaterhealth impact. Clinical and Translational Science 5(6): 445-451.

Kon, A. A. 2008. Real pragmatism, kids, and the Clinical and TranslationalScience Award (CTSA). American Journal of Bioethics 8(4): 45-47.

Lee, L. S., S. N. Pusek, W. T. McCormack, et al. 2012. Clinical and translational scientistcareer success: Metrics for evaluation. Clinical and Translational Science 5(5): 400-407.

Martinez, L. S., B. Russell, C. L. Rubin, et al. 2012. Clinical and translational research and community engagement: Implications for researcher capacity building. Clinical and TranslationalScience 5(4): 329-332.

Meagher, E. A. 2011. Training translators in the PENN CTSA. Clinical and Translational Science 4(5): 314-316.

Meyers, F. J., M. D. Begg, M. Fleming, et al. 2012. Strengtheningthe career development of clinical translational scientist trainees: A consensus statement of the Clinical Translational Science Award (CTSA) research education and careerdevelopment committees. Clinical and Translational Science 5(2): 132-137.

Michener, L., J. Cook, S. M. Ahmed, et al. 2012. Aligning the goals of community-engaged research: Why and how academic health centers can successfully engage withcommunities to improve health. Academic Medicine 87(3): 285-291.

Miyaoka, A., M. Spiegelman, K. Raue, et al. 2011. Findings fromthe CTSA National Evaluation Education and Training Study. Rockville, MD: Westat. https: //ctsacentral. org/sites/default/files/documents/educationTrainingReport_ 2011- 1228. pdf (accessed April 1, 2013).

NCATS (National Center for Advancing Translational Sciences). 2012a. FAQ about CTSA RFA-TR-12-006. http: //www. ncats. nigh. gov/research/cts/ctsa/; www. ncats. nih. gov/research/cts/ctsa/funding/faq/faq. html (accessedMar 22, 2013).

——. 2012b. Request for information: Enhancing the Clinical andTranslational Science Awards Program. http: //www. ncats. nih. gov/files/report-ctsa-rfi. pdf (accessed April 8, 2013).

——. 2013. Scholar and research programs. http: //www. ncats. nih. gov/research/cts/ctsa/training/programs/scholar- trai- nee. html (accessed March 11, 2013). NIH (National Institutes of Health). 1998. NIH policy and guidelines on theinclusion ofchildren as participants in research involving human subjects. http://grants. nih. gov/grants/guide/notice- files/not98-024. html (accessed March20, 2013).

——. 2009a. RFA- RM- 09- 004: Institutional Clinical and Translational Science Award (U54). http: //grants. nih. gov/grants/guide/rfa-files/RFA-RM-09-004. html (accessed March 22, 2013).

——. 2009b. RFA- RM- 09- 019: Institutional Clinical and Translational Science Award (U54). http: //grants. nih. gov/grants/guide/rfa-files/RFA-RM-09-019. html (accessed March 22, 2013).

——. 2012a. Enhancing the health of our communities and the nation. Chapter 5. In Progress Report 2009-2011 Clinical and Translational Science Awards: Foundations for accelerated discovery and efficienttranslation. http: //www. ncats. nih. gov/ctsa_2011/ch5. html (accessed April1, 2013).

——. 2012b. Request for information: Enhancing community-engagedresearch through the Clinical and Translational Science Awards (CTSA) Program. http: //grants. nih. gov/grants/guide/notice-files/NOT-TR-13-001. html (accessed March 22, 2013).

——. 2012c. RFA- TR- 12- 006：Institutional Clinical and Translational Science Award(U54)．http：//grants. nih. gov/grants/guide/rfa-files/rfa-tr-12-006. html(accessed February 13, 2013)．

——. 2013a. Increasing the diversity of the NIH- funded workforce：Programinitiatives. http：//commonfund. nih. gov/diversity/initiatives. aspx(accessed March 11, 2013)．

——. 2013b. Notice of intent to publish a funding opportunity announcementfor planning grants for the NIH National Research Mentoring Network. http：//grants. nih. gov/grants/guide/notice-files/NOT-RM-13-009. html(accessedApril 30, 2013)．

NIMHD(National Institute on Minority Health and Health Disparities). 2013. NIMHD Research Centers in Minority Institutions Program. http：//www. nimhd. nih. gov/our_programs/research_centers. asp(accessed April 30, 2013)．

Parsons, S. 2013. Responses to committee questions. Submitted to the IOM Committee on February 26. Available by request through the National Academies' Public Access Records Office.

Portman, R. 2012. Children's health research：Role of the CTSA Program inpediatric drug development. PowerPoint presented at Conference CallMeeting 2：IOM Committee to Review the CTSA Program at NCATS, Washington, DC, November 30. http：//www. iom. edu/~/media/Files/Activity%20Files/Research/CTSAReview/2012-NOV-30/Ronald%20Portman. pdf(accessed March 20, 2013)．

Pulley, J. 2013a. CTSA essays and worksheets. Submitted to the NIHCTSA/NCATS Integration Working Group, July 2011. Submitted to the IOM Committee on January 7. Available by request through the National Academies' Public Access Records Office.

——. 2013b. CTSA PI response to RFI NOT-TR-12-003. Submitted to the IOM Committee on January 6. Available by request through the NationalAcademies' Public Access Records Office.

PXE International. 2012. PXE International Blood and Tissue Bank. http：//www. pxe. org/blood-tissue-bank(accessed March 22, 2013)．

Research Toolkit. 2012. Research toolkit：An active, growing library ofresources for conducting health research. http：//www. researchtoolkit. org(accessed Mar. 25, 2013)．

Roberts, S. F., M. A. Fischhoff, S. A. Sakowski, et al. 2012. Perspective：Transforming science into medicine：How clinician-scientistscan build bridges across research's "valley of death." Academic Medicine87(3)：266-270.

Rubio, D. M., B. A. Primack, G. E. Switzer, et al. 2011. A comprehensive career- success model for physician-scientists. Academic Medicine86(12)：1571-1576.

Seifer, S. D. 2013. It's time to fully realize the potential of community engagement in the CTSA Program. PowerPoint presented at Meeting 3：IOM Committee to Review the CTSA Program at NCATS, Washington, DC, January 24. http：//www. iom. edu/~/media/Files/Activity%20Files/Research/CTSAReview/2013-JAN-24/Sarena%20Seifer. pdf (accessed March 22, 2013)．

Shackelford, D. 2013. Panel 1 presentation. PowerPoint presented at Meeting 3：IOM Committee to Review the CTSA Program at NCATS, Washington, DC, January 24. http：//www. iom. edu/~/media/Files/Activity%20Files/Research/CTSAReview/2013-JAN-24/David%20Shackelford. pdf(accessed April 2, 2013)．

Silet, K. A., P. Asquith, M. F. Fleming. 2010. A national survey ofmentoring programs for KL2 scholars. Clinical and Translational Science3(6)：299-304.

Spofford, M., C. Wilkins, C. McKeever, N. Williams. 2012. Community representatives' involvement in CTSA activities：Summary. Submitted to the IOM Committee on November 14. Available by request through the National Academies' Public Access Records Office.

Staley, K. 2009. Exploring impact：Public involvement in NHS, public healthand social care research. Eastleigh, UK：Involve. http：//www. invo. org. uk/wpcontent/uploads/2011/11/Involve_Exploring_Impactfinal28. 10. 09. pdf(accessed March 22, 2013)．

STSI(Scripps Translational Science Institute). 2013. Community engagement. http：//www. stsiweb. org/index. php/community(accessed March 25, 2013)．

Task Force on the Principles of Community Engagement(Clinical and Translational Science Awards Consortium Community Engagement Key Function Committee Task Force on the Principles of Community

Engagement). 2011. Principles of community engagement: Second edition. NIH Publication No. 11-7782. http: //www. atsdr. cdc. gov/communityengagement/pdf/PCE_Report_508_FINAL. pdf(accessed April 2, 2013).

Thomas, L. R., D. M. Donovan, R. L. W. Sigo. 2010. Identifying community needs and resources in a native community: A research partnership in the Pacific Northwest. International Journal of MentalHealth and Addiction 8 (2): 362-373.

Thomas, S. 2013. Presentation: Roundtable discussion: Future directions forthe mission and goals of the CTSA Program. Powerpoint presented atMeeting 3: Committee to Review the CTSA Program at NCATS, Washington, DC, January 24.

Tillman, R. E., S. Jang, Z. Abedin, et al. 2013. Policies, activities, and structures supporting researchmonitoring: Anationalsurvey of academic health centers with clinical and translational science awards. Academic Medicine 88 (1): 90-96.

University of California, San Francisco CTSI (Clinical and Translational Science Institute). 2013. Mentor development program: Course materials. http: //accelerate. ucsf. edu/training/mdp-materials(accessed April 10, 2013).

University of Cincinnati CCTST (Center for Clinical and Translational Science and Training). 2013. University of Cincinnati: Center for Clinical and Translational Science and Training. http: //cctst. uc. edu/programs/community/cli(accessed March 25, 2013).

University of Iowa ICTS (Institute for Clinical and Translational Science). 2013. Virtual University. https: //virtualu2. icts. uiowa. edu(accessed March 11, 2013).

University of Pennsylvania ITMAT (Institute for Translational Medicine and Therapeutics). 2013. CTSA ITMAT education. Htpp: //www. itmat. upenn. edu/ctsa/ctsa_education. shtml(accessed March 11, 2013).

University of Rochester CTSI (Clinical and Translational Science Institute). 2013. All courses. https: //research. urmc. rochester. edu/ncerp/search(accessed March 11, 2013).

U. S. Congress, House of Representatives. 2011. Military Constructions and Veterans Affairs and Related Agencies Appropriations Act: Conferencereport to accompany HR 2055. 112th Cong., 1st sess. http: //www. gpo. gov/fdsys/pkg/CRPT-112hrpt331/pdf/CRPT-112hrpt331. pdf(accessed May 6, 2013).

Van Hartesveldt, C., J. Giordan, IGERT (Integrative Graduate Educate and Research Traineeship) Program Directors. 2008. Impact of transformative interdisciplinary research and graduate education on academic institutions. http: //www. nsf. gov/pubs/2009/nsf0933/igert_workshop08. pdf(accessed Apr. 10, 2013).

Woolf, S. H. 2008. The meaning of translational research and why it matters. Journal of the American Medical Association299 (2): 211-213.

Yarborough, M., K. Edwards, P. Espinoza, et al. 2012. Relationships hold the key to trustworthy and productive translational science: Recommendations for expanding community engagement in biomedical research. Clinical and Translational Science, January 14. Published online before print, doi: 10. 1111/cts. 12022.

Young, L. R., R. Pasula, P. M. Gulleman, et al. 2007. Susceptibility of Hermansky-Pudlak mice to bleomycin-induced typeII cell apoptosis and fibrosis. American Journal of Respiratory Cell and Molecular Biology 37 (3): 67-74.

第 6 章　结语：CTSA 项目的机遇与未来

在最初的 7 年里，NIH-CTSA 基金资助全美部分大学院校的医学健康研究中心和研究机构建立了 61 所 CTSA 中心，为建立完整的临床与转化医学学科领域而奠定了坚实基础。现在，CTSA 项目又有了新机遇来推进临床与转化医学研究向前发展，并最终实现提高人类健康水平的目标。在现有 CTSA 项目基础上升级为 CTSA 2.0，因此，更需要鼓励各个 CTSA 中心的核心带头人、科研人员与所有研究人员发挥他们的奉献精神和创造力；利用现代化信息技术和先进知识，最大限度地开放和自由共享信息数据与研究辅助工具；引导和鼓励以科学团队为基础的研究合作精神，培养科研带头人并且倡导转化医学研究的职业化发展[1]。IOM 专家委员会在展望 CTSA 2.0 的未来时，提出 4 个关键的行动目标：

- 积极执行与维护 CTSA 项目的领导力；
- 开展务实、有成效的合作；
- 开发和共享创新性转化研究资源；
- 继续加强教育与培训，加强儿童健康的转化研究，促进社区参与合作。

对 CTSA 2.0 下一步的行动，IOM 专家委员会在多个可操作层面给出如下建议：

- 在 CTSA 整体项目上，NCATS 有责任和义务担负起领导作用；为促进和加速临床与转化医学研究实践，NCATS 需要为 CTSA 项目的各个阶段以及转化医学领域的全程明确方向、设定目标并建立激励机制；只有如此，才能最终带动 CTSA 项目的协作网络齐心合作致力于临床与转化医学研究活动；

- 在 NCATS-CTSA 项目指导委员会的督导和支持下，所有 CTSA 中心都应该按照统一的目标共同努力，包括简化 CTSA 联盟架构，发挥和利用好 CTSA 协调中心的职能和作用，团结各 CTSA 中心共同推广最佳实践经验，最终实现 CTSA 的总战略目标；

- 发挥各个 CTSA 中心的创造力和专业特长，解决临床与转化医学研究过程中所面临的巨大挑战；通过与当地社区合作并利用他们的丰富经验，克服和消除各种潜在的障碍；在 CTSA 协作网络中，各个 CTSA 中心将承担着积极的集成与衔接功能（Networking Hub）；

- 探讨 CTSA 项目的合作机遇需要集思广益，包括个人、社会团体、以实践为基础的研究协作网络、HMO 医疗保险协作网络、企业合作伙伴以及 NIH 附属院所/研究中心、其他合作者/机构都应当参与其中。共同推动 NCATS 与各个 CTSA 中心之间开展实质性合作，促进临床与转化医学领域的发展。

总之，IOM 专家委员会认为，CTSA 项目应当成为全美创新与变革临床与转化医学实践、提高人类健康水平的旗帜。为实现这一理想，CTSA 项目应当重设目标，突出 NCATS 新的领导力；根据各个 CTSA 中心已经出色地完成的工作和取得的显著成就，倡导最佳经验并树立楷模；鼓励以团队科学精神为基础的教育与培训；通过全国性转化医学协作网络，加快新的诊疗技术和预防干预措施的研发，同时在临床与转化研究过程中实施创新方法、不断优化流程、推动辅助工具研究和资源的共享等。

原则上，CTSA 基金项目并不直接资助特定的疾病研究项目或发展方向，因此，必须建立强大的协作机制来协调 CTSA 中心与大学校园内的交叉学科并且加强合作[2]。CTSA 中心还应当与 NIH 及其附属院所和研究中心、政府其他科研部门、生物制药企业、慈善基金会、私营研究机构和社区组织机构等开展合作。

CTSA 项目通过精选一些 CTSA 中心的专业领域及其最佳实践经验，继续引领和建设具备多样化综合学科技能的研究团队。在所有这些转化研究工作中，社区参与是必不可少的，促进儿童健康的转化研究也是至关重要的核心内容之一。

总之，每个 CTSA 中心以及 CTSA 整体项目都为建立临床与转化医学学科发挥了至关重要的作用，因此，也惠及整个美国的公共卫生与医疗保健事业的发展。

(一)数据来源和调研方法

根据 NIH 的请求，IOM 专家委员会对 NCATS 负责管理 CTSA 项目进行了独立的调研与评议。国会关于审议 CTSA 项目的具体要求是考察 CTSA 项目的具体进展情况，包括已经完成的任务和实现的目标。通过考察和评议 CTSA 项目，了解是否加快了新疗法研发、是否促进了以疾病为主导的转化研究及儿童健康的研究等。与此同时，还考察了与 NIH 附属院所/研究中心资助的其他研究项目的相关合作状况等。针对这些具体问题和要求，IOM 专家委员会开展了调研活动、审阅了各种来源的信息，包括发表的文献资料、以往 CTSA 项目的评审与项目进展报告、公开论坛会议与电话会议纪要、公开发表观点或者个人建议观点等，以及任何其他的公开信息资源[3]。

(二)IOM 专家委员会成员的专业背景和工作经验

IOM 专家委员会是由 13 位专家学者组成。他们的专业知识背景和丰富经验包括了社区参与管理、公众卫生与医疗保健政策、生物医学研究伦理、教育与培训、药物研发、科研项目评估；生物基础与临床研究、儿童健康研究等，几乎涉及临床与转化医学的全程。附录 2 是每位委员会成员的个人简历信息。与此同时，专家委员会也通过一些开放式会议研讨与电话会议交流形式，进一步获得了具备更多其他专业背景和工作经验专家的支持，这些都是非常重要而且有意义的补充和完善。

（三）公开研讨会、电话会议、公众意见交流

从 2012 年 10 月至 2013 年 2 月，IOM 专家委员会共召开了 3 次公开研讨会和 4 次公开电话会议。因受飓风桑迪恶劣天气的影响第一次专家委员会全体成员会议是在 2012 年 10 月通过远程电话会议形式召开的。调研项目于 2013 年 3 月结题，在项目调研过程中，专家委员会还举行了多次封闭式电话会议和闭门会议讨论。召开各类形式的开放式会议，主要目的是呼吁专家委员会成员更广泛地听取所有利益相关者的建议，包括一些 CTSA 中心的项目核心牵头人及其研究人员、NCATS 和 NIH 领导、社区代表和患者支持机构代表、企业合作伙伴及其代表，还包括那些与 CTSA 项目没有直接关联，但是从事转化医学研究的领导者和研究人员的反馈建议。

由于调研项目经费的限制，所有公开形式的会议研讨都是在华盛顿特区举行的。每次公开会议专家委员会成员都会听取其他研究人员、利益相关者和社区公众的评论和建议。个人无法前往参加会议的可以选择电话会议参加形式，专家委员会还提供了许多公众参与的机会，譬如，利用网上公开交流平台进一步发现更多的实际案例验证以及不同见解。另外，IOM 也利用其官方网站提供公共交流平台和信息输入反馈系统，该系统从 2012 年 12 月至 2013 年 3 月对公众开放。NCATS 和 IOM 还通过群发名单的方式通知所有利益相关者与公众关注该专家委员会的调研工作，并通过网络在线工具征集更多建议和评论。公共网络平台所征询的问题参见栏目 A-8。最初的 3 个月里，有 27 个人提交了相关问题的回复。这些内容作为调研项目的公共文件编目入册，可以通过 IOM 公共访问记录办公室来查阅参考。在调研期间，专家委员会还通过电子邮件方式（CTSAReview@nas. edu）征寻上述问题的建议和回复。

【注释】

[1] 以团队为基础的科学（team-based science）协作已成为 CTSA 项目重点和共识

首先，以团队为基础的科学协作能够整合对科学的共识和科学研究的方法与策略，这也源于近 20 年来的成功实践，越来越多的研究成果得益于团队的合作和以团队为基础的相互交流，特别是在许多交叉学科领域，更凸显了团队成员具有交叉技能的优势。从另外一个方面，以团队为基础的科学协作也突出了其优势，即促进了对所探索问题的理解和认知、所采取的解决问题的方法和策略更加有效并且高效等，以团队为基础的科学研究模式是目前公认的最优化的科学研究方法和策略。

在临床与转化医学研究领域，特别是面对罕见或疑难疾病的临床诊治和研究，更体现了临床专业交叉领域共同合作的优势和良好效果。以团队为基础的科学协作这一理念最初是由 NIH-NCI 国家癌症中心提出，鼓励交叉多学科共同合作攻克癌症难关。第一篇关于以团队为基

础的科学协作理念和实践的论文发表于 2008 年《美国预防医学杂志》(*American Journal of Preventive Medicine*)。随后，在 2010 年由美国西北大学 CTSA 中心组织的首届国际团队科学协作年会上得到了正式认可，并确定了以团队为基础的科学协作包括了宽泛的交叉学科领域，例如：转化研究、组织行为科学、社会学、认知心理学和健康心理学，社会沟通与交流，评估方法学以及科学管理学等。

[2] CTSA 项目资助临床与转化医学不以特定疾病或课题研究为目标，而是资助建立临床与转化医学中心或研究院，包括所需研究资源、辅助工具和技术，专业人才培养，建立协作机制等

这是因为 NIH 最初确定设立 CTSA 基金时，就已明确将原来运行 40 多年的临床研究中心基金(GCRC 项目)与 NIH 公共基金(Common Fund)等整合为一项重点解决临床与转化医学研究衔接和基础设施建设的项目，也就是 CTSA 基金项目。

NIH 定义的以患者为核心的临床研究，主要是指研究人员直接招募受试者参与临床试验或研究性治疗过程等。这些临床研究项目涉及：①疾病的发生机制；②治疗性干预措施的验证；③临床试验；④新技术、新疗法的人体试验。

而在 NIH 确定 CTSA 基金资助项目时，则认为这些项目应当通过临床转化医学中心的方式来实现或验证。可以说 NIH 在利用 CTSA 项目尝试彻底改革现有的基金资助模式，打破目前的常规模式，更多地强调支持方向，而非具体项目了。

[3] IOM 对 CTSA 项目进行以循证为依据的调研活动，而不是系统性评估

根据国会要求，NIH 与 IOM 达成协议，由 IOM 组成专家委员会开展对 CTSA 项目和 CTSA 中心工作的调研和评议，之所以不是进行系统性的项目评估，主要原因如下：

(1)尚无 CTSA 项目评估量表和评估标准；这也是 IOM 专家委员会在调研过程中所提出的要求，即 NCATS 必须尽快建立 CTSA 项目和 CTSA 中心的统一评估标准和机制。

(2)IOM 专家委员会在调研活动开始时就声明此次活动的目的是协助 NIH 明确 CTSA 2.0 下一步的行动方向和发展机遇，并且希望重点关注以下几项内容：教育与培训活动、社区参与转化研究以及儿童健康研究等。

事实上，NIH-CTSA 项目的重点是资助建设开展临床与转化医学研究的基础设施以及开发辅助研究工具和研究资源。在这些 CTSA 项目的核心领域中，IOM 专家委员会并没有针对性地进行调研或评议，而只是列举了某些成功的实践案例来说明而已。

(3)目前，CTSA 中心之间没有办法进行横向或纵向的对比评议。从 NIH-NCATS 最新公布的 CTSA 基金资助方向上来看，更加鼓励 CTSA 中心发挥各自的优势和特长，这就势必难以进行横向对比评议；另一客观原因是那些已经成立的 CTSA 中心并不是同时获得 CTSA 基金资助而成立的，有些 CTSA 中心开展临床与转化医学项目已有 6~7 年的时间，而有些则只开展 1~2 年的时间。所以，无论是由于各个 CTSA 中心的发展方向各异，还是成立时间长短差别，都使得此次 IOM 关于 CTSA 项目的调研充其量也不过是一个初步了解，真正的 CTSA 2.0 将从现在开始。

附　　录

附录 1　信息收集和文件审阅

除了利用公开研讨会和电话会议的形式收集相关信息和反馈建议，专家委员会还审议参阅了现有的关于 CTSA 项目以及临床与转化医学领域的所有相关文献，重点包括教育与培训、社区参与和儿童健康研究等领域。专家委员会还审议了 CTSA 项目以前的评估报告，包括 Westat 机构所做的 CTSA 项目最初 3 年的工作审议与管理评估报告，该评估报告是由 NIH 国家研究资源中心根据美国卫生部监察办公室的要求完成的。根据 NIH 管理层的要求，CTSA 联盟机构也提供了相当丰富的进度报告信息，包括 NCATS、各类 CTSA 联盟专题委员会以及一系列利益相关科研团体或工作小组的相关信息和工作进展报告。与此同时，各个相关成员也根据各自的利益，为 CTSA 项目的未来发展方向提出了合理化建议。总之，任何为专家委员会提供的关于调研项目的公开信息或文件都被编目入册存档，可以通过美国国家科学院公共访问记录办公室来进行查询参考（专栏附 1-1）。

专栏附 1-1：公共征询问题

关于 CTSA 项目的使命

- CTSA 项目使命的表述是否明确和恰当？是否支持 NCATS 的使命？
- 上述使命的完成，是否有切实可用的资源、技术支持和基础设施等？
- CTSA 项目的使命是否被广而告之？CTSA 项目可利用的资源是否为人了解？这些资源的使用是否依然存在困难或障碍？

　关于 CTSA 项目的战略发展目标

- CTSA 项目战略发展目标是否明确和适当？是否反映了 CTSA 的目的和使命？
- 为实现该战略发展目标，CTSA 项目是否提供了可利用的资源、技术支持和基础设施？
- CTSA 项目的战略发展目标是否被广而告之？
- 关于 CTSA 项目的战略发展目标，是否需要重新调整或修改？

关于 CTSA 项目的作用

自 NIH 设立 CTSA 项目以来，各个 CTSA 中心独立或共同发挥的作用，是否适当和充分：（如果您认为 CTSA 项目在下述方面所发挥的作用适当而且充分，请在选项前括号内打√）：

（　　）加快开发新疗法；

（　　）促进特定疾病的研究；

（　　）促进儿童健康和儿科学的研究；

（　　）加强 NIH 附属院所/研究中心资助项目的整合利用；

（　　）增加与社区组织机构以及患者利益团体的交流和互动。

目前确定的 CTSA 项目的使命与战略发展目标能否改进或者解决这些问题？如果可以，应该如何进一步提高和改进？

关于 CTSA 项目支持的连续性

• 对于从 I 期到整个临床试验全过程以及以人口为基础的研究项目，CTSA 基金项目是否提供了连续性的支持和努力。请评论健康发展从临床试验结果中所获效益如何，比较学研究有何意义等。

• CTSA 项目这种连续和均衡的支持模式是否需要改变？请列举需要改变和不需要改变的原因分别是什么？

预期的成功、面临的挑战以及未来发展的方向

• 在您的心目中，CTSA 项目预期的成功、面临的挑战以及未来的发展方向应该是怎样的？

其他评述（个人建议）

附录 2　CTSA 项目资助建立的 61 所临床与转化医学中心/研究院名单

2006 年

UC Davis Clinical and Translational Science Center
项目负责人：Lars Berglund，MD，PhD
隶属：University of California，Davis
地点：Davis，California

UCSF Clinical and Translational Science Institute
项目负责人：S. Clay Johnston，MD，PhD
隶属：University of California，San Francisco
地点：San Francisco，California

Yale Center for Clinical Investigation
项目负责人：Robert S. Sherwin，MD
隶属：Yale University
地点：New Haven，Cincinnati

Mayo Clinic Center for Translational Science Activities
项目负责人：Robert Rizza，MD
隶属：Mayo Clinic
地点：Rochester，Minnesota

Irving Institute for Clinical and Translational Research
项目负责人：Henry Ginsberg，MD
隶属：Columbia University
地点：New York，New York

Rockefeller University Center for Clinical and Translational Science
项目负责人：Barry Coller，MD
隶属：Rockefeller University
地点：New York，New York

University of Rochester Clinical and Translational Science Institute

项目负责人：Thomas Pearson，MD，MPH，PhD

隶属：University of Rochester Medical Center

地点：Rochester，New York

Duke Translational Medicine Institute

项目负责人：Robert Califf，MD

隶属：Duke University

地点：Durham，North Carolina

Oregon Clinical and Translational Research Institute

项目负责人：Eric Orwoll，MD

隶属：Oregon Health and Science University

地点：Portland，Oregon

University of Pennsylvania Institute for Translational Medicine and Therapeutics

项目负责人：Garret FitzGerald，MD

隶属：University of Pennsylvania

地点：Philadelphia，Pennsylvania

University of Pittsburgh Clinical and Translational Science Institute

项目负责人：Steven Reis，MD

隶属：University of Pittsburgh

地点：Pittsburgh，Pennsylvania

Center for Clinical and Translational Sciences

项目负责人（联合负责人）：David Dugald McPherson，MD 等

隶属：University of Texas Health Science Center at Houston

地点：Houston，Texas

2007 年

Atlanta Clinical and Translational Science Institute

项目负责人：David S. Stephens，MD

隶属：Emory University

地点：Atlanta，Georgia

University of Chicago Institute for Translational Medicine

项目负责人：Julian Solway，MD

隶属：University of Chicago

地点：Chicago，Illinois

Institute for Clinical and Translational Science at the University of Iowa

项目负责人：Gary E. Rosenthal，MD

隶属：University of Iowa

地点：Iowa City，Iowa

Johns Hopkins Institute for Clinical and Translational Research

项目负责人：Daniel E. Ford，MD，MPH

隶属：Johns Hopkins University

地点：Baltimore，Maryland

Michigan Institute for Clinical and Health Research

项目负责人：Thomas P. Shanley，MD

隶属：University of Michigan at Ann Arbor

地点：Ann Arbor，Michigan

Washington University in St. Louis Institute of Clinical and Translational Sciences

项目负责人：Bradley Evanoff，MD，MPH

隶属：Washington University of St. Louis

地点：St. Louis，Missouri

Clinical and Translational Science Center

项目负责人：Julianne L. Imperato-McGinley，MD

隶属：Weill Cornell Medical College

地点：New York，New York

Clinical and Translational Science Collaborative

项目负责人：Pamela B. Davis，MD，PhD

隶属：Case Western Reserve University

地点：Cleveland，Ohio

Vanderbilt Institute for Clinical and Translational Research

项目负责人：Gordon R. Bernard, MD

隶属：Vanderbilt University

地点：Nashville, Tennessee

UT Southwestern Clinical and Translational Alliance for Research

项目负责人：Robert D. Toto, MD

隶属：University of Texas Southwestern Medical Center at Dallas

地点：Dallas, Texas

Institute of Translational Health Sciences

项目负责人：Mary L. Disis, MD

隶属：University of Washington

地点：Seattle, Washington

UW Institute for Clinical and Translational Research

项目负责人：Marc K. Drezner, MD

隶属：University of Wisconsin-Madison

地点：Madison, Wisconsin

2008 年

UAB Center for Clinical and Translational Science

项目负责人：Robert Kimberly, MD

隶属：University of Alabama at Birmingham

地点：Birmingham, Alabama

Scripps Translational Science Institute

项目负责人：Eric J. Topol, MD

隶属：Scripps Research Institute

地点：La Jolla, California

The Stanford Center for Clinical and Translational Education and Research

项目负责人：Harry B. Greenberg, MD

隶属：Stanford University

地点：Palo Alto, California

Colorado Clinical and Translational Sciences Institute

项目负责人：Ronald J. Sokol，MD
隶属：University of Colorado Denver
地点：Aurora，Colorado

Northwestern University Clinical and Translational Sciences Institute
项目负责人：Philip Greenland，MD
隶属：Northwestern University
地点：Evanston and Chicago，Illinois

Indiana Clinical and Translational Science Institute
项目负责人：Anantha Shekhar，MD，PhD
隶属：Indiana University School of Medicine
地点：Indianapolis，Indiana

BU Clinical and Translational Science Institute
项目负责人：David M. Center，MD
隶属：Boston University
地点：Boston，Massachusetts

Harvard Catalyst：The Harvard Clinical and Translational Science Center
项目负责人：Lee Marshall Nadler，MD
隶属：Harvard University
地点：Boston，Massachusetts

Tufts Clinical and Translational Science Institute
项目负责人：Harry P. Selker，MD，MSPH
隶属：Tufts University
地点：Boston，Massachusetts

Einstein-Montefiore Institute for Clinical and Translational Research
项目负责人：Harry Shamoon，MD
隶属：Albert Einstein College of Medicine
地点：Bronx，New York

The North Carolina Translational and Clinical Sciences（TraCS）Institute
项目负责人：Marschall Runge，MD，PhD

隶属：University of North Carolina at Chapel Hill

地点：Chapel Hill，North Carolina

The Ohio State University Center for Clinical and Translational Science

项目负责人：Rebecca D. Jackson，MD，PhD

隶属：Ohio State University

地点：Columbus，Ohio

Institute for Integration of Medicine and Science

项目负责人：Robert A. Clark，MD

隶属：University of Texas Health Science Center at San Antonio

地点：San Antonio，Texas

University of Utah Center for Clinical and Translational Science

项目负责人：Don McClain，MD，PhD

隶属：University of Utah

地点：Salt Lake City，Utah

Einstein-Montefiore Institute for Clinical and Translational Research

项目负责人：Harry Shamoon，MD

隶属：Albert Einstein College of Medicine

地点：Bronx，New York

2009 年

UAMS Center for Clinical and Translational Research

项目负责人：Curtis L. Lowery，MD

隶属：University of Arkansas for Medical Sciences

地点：Little Rock，Arkansas

UF Clinical and Translational Science Institute

项目负责人：David Robert Nelson，MD

隶属：University of Florida

地点：Gainesville，Florida

UIC Center for Clinical and Translational Science

项目负责人：Larry Tobacman，MD

隶属：University of Illinois at Chicago

地点：Chicago，Illinois

The Institutes for Translational Sciences at the Mount Sinai School of Medicine

项目负责人：Barbara T. Murphy，MD

隶属：Mount Sinai School of Medicine

地点：New York，New York

NYU/HHC Clinical and Translational Science Institute

项目负责人：Bruce Neil Cronstein，MD 等

隶属：New York University

地点：New York，New York

University of Cincical and Translational Science Institute

项目负责人：James E. Heubi，MD，Joel Tsevat，MD

隶属：University of Cincinnati

地点：Cincinnati，Ohio

South Carolina Clinical and Translational Research Institute

项目负责人：Kathleen Theresa Brady，MD，PhD

隶属：Medical University of South Carolina

地点：Charleston，South Carolina

Institute for Translational Sciences at UTMB

项目负责人：Allan R. Brasier，MD

隶属：University of Texas Medical Branch

地点：Galveston，Texas

2010 年

Irvine Institute for Clinical and Translational Science at University of California

项目负责人：Dan M. Cooper，MD

隶属：University of California，Irvine

地点：Irvine，California

UC San Diego Clinical Translational Research Institute

项目负责人：Gary Steven Firestein，MD

隶属：University of California，San Diego

地点：La Jolla，California

Southern California Clinical and Translational Science Institute

项目负责人：Thomas A. Buchanan，MD

隶属：University of Southern California

地点：Los Angeles，California

Clinical and Translational Science Institute at Children's National

项目负责人：Lisa M. Guay-Woodford，MD

隶属：Children's National Medical Center

地点：Washington，District of Columbia

Georgetown-Howard Universities Center for Clinical and Translational Science

项目负责人：Joseph G. Verbalis，MD；Thomas A. Mellman，MD

隶属：Georgetown University and Howard University

地点：Washington，District of Columbia

University of Massachusetts Center for Clinical and Translational Science

项目负责人：John Lewis Sullivan，MD

隶属：University of Massachusetts Medical School，Worcester

地点：Worcester，Massachusetts

The University of New Mexico Clinical and Translational Science Center

项目负责人：Richard S. Larson，MD，PhD

隶属：University of New Mexico

地点：Albuquerque，New Mexico

VCU Center for Clinical and Translational Research

项目负责人：John N. Clore，MD

隶属：Virginia Commonwealth University

地点：Richmond，Virginia

Clinical and Translational Science Institute

项目负责人：Reza Shaker，MD

隶属：Medical College of Wisconsin

地点：Milwaukee，Wisconsin

2011 年

UCLA Clinical and Translational Science Institute
项目负责人：Steven M. Dubinett，MD
隶属：University of California Los Angeles
地点：Los Angeles，California

Heartland Institute for Clinical and Translational Research
项目负责人：Richard J. Barohn，MD；Lauren S. Aaronson，PhD
隶属：The University of Kansas Medical Center
地点：Kansas City，Kansas

UK Center for Clinical and Translational Science
项目负责人：Philip A. Kern，MD
隶属：University of Kentucky
地点：Lexington，Kentucky

University of Minnesota Clinical and Translational Science Institute
项目负责人：Bruce R. Blazar，MD
隶属：University of Minnesota Twin Cities
地点：Minneapolis，Minnesota

Penn State Clinical and Translational Science Institute
项目负责人：Lawrence I. Sinoway，MD
隶属：Penn State Milton S. Hershey Medical Center
地点：Hershey，Pennsylvania

2012 年

Miami Clinical and Translational Science Institute
项目负责人：José Szapocznik，PhD
隶属：University of Miami
地点：Miami，Florida

附录 3　临床与转化研究的辅助工具和技术

　　NIH-CTSA 项目资助各个 CTSA 中心和 CTSA 协调中心，围绕更好、更有效地促进临床与转化医学研究，开发了一些具有针对性的、实用的、而且可以网络共享的辅助研究工具和技术。经过 CTSA 中心的实际应用，证明这些辅助研究工具和技术对实施临床与转化医学研究项目非常实用、可以借鉴。我们特此将之整理归纳如下，作为本书附录。如果希望得到更为详细的应用方法或希望开展合作，请直接与有关 CTSA 中心联系。

（一）临床与转化医学研究资源检索工具包：12 项

名称/缩写	CTSA 中心研发
CATCHR	范德堡大学
CTSA Connect	俄勒冈健康与科学大学
Eagle-i	哈佛大学
Graduate Tracking Survey System（GTSS）	洛克菲勒大学
MURDOCK Study Community Registry and Biorepository	杜克大学
Pathology Specimen Locator（SPIN）	哈佛大学
Plumage	加利福尼亚大学
Services，Pricing & Applications for Research Center（SPARC）	南卡罗来纳大学医学中心
Share Center	俄勒冈健康与科学大学
TIES	匹兹堡大学
Clinical Research Resource HUB	加利福尼亚大学
VIVO	佛罗里达大学

（二）临床与转化研究试验管理工具包：7 项

名称/缩写	CTSA 中心研发
Clinical Research-Assist（CR-Assist）	埃默里大学
Improvement Science Research Network	德州大学圣安德鲁医学中心
RED Cap	范德堡大学
Services，Pricing & Applications for Research Center（SPARC）	南卡罗来纳大学医学中心
Clinical Research Resource HUB	加利福尼亚大学
V-CAP：Customized Action Plan	范德堡大学
Web CAMP	康奈尔大学维尔医学院

（三）项目运行辅助工具包：9 项

名称/缩写	CTSA 中心研发
Clinical Research-Assist（CR-Assist）	埃默里大学
Graduate Tracking Survey System（GTSS）	洛克菲勒大学
HUBzero	印第安纳大学医学院
Laboratory Information Management System（LIMS）	埃默里大学
Patient Refined Information Services Manager（PRISM）	堪萨斯大学医学中心
Research Participant Registry	匹兹堡大学
Services，Pricing & Applications for Research Center（SPARC）	南卡罗来纳大学医学中心
Share Center	俄勒冈健康与科学大学
Web CAMP	康奈尔大学维尔医学院

（四）年度项目报告辅助工具包：9 项

名称/缩写	CTSA 中心研发
Columbia University Scientific Profile	哥伦比亚大学
Graduate Tracking Survey System（GTSS）	洛克菲勒大学
Harvard Catalyst Profiles Research Networking Software	哈佛大学
HUBzero	印第安纳大学医学院
RAPID- Request and Progress Information Database	埃默里大学
Services，Pricing & Applications for Research Center（SPARC）	南卡罗来纳大学医学中心
Share Center	俄勒冈健康与科学大学
Students Modeling A Research Topic（SMART Teams）	威斯康星医学院
Web CAMP	康奈尔大学维尔医学院

（五）临床与转化研究项目分类目录系统：12 项

名称/缩写	CTSA 中心研发
CATCHR	范德堡大学
CTSA- IP	罗切斯特大学医学院
CTSAconnect	俄勒冈健康与科学大学
Eagle- i	哈佛大学
Graduate Tracking Survey System（GTSS）	洛克菲勒大学
Harvard Catalyst Profiles Research Networking Software	哈佛大学
HUBzero	印第安纳大学医学院

续表

名称/缩写	CTSA 中心研发
MURDOCK Study Community Registry and Biorepository	杜克大学
Pathology Specimen Locator（SPIN）	哈佛大学
Services，Pricing & Applications for Research Center（SPARC）	南卡罗来纳大学医学中心
Share Center	俄勒冈健康与科学大学
VIVO	佛罗里达大学

（六）市场推广应用工具包：5 项

名称/缩写	CTSA 中心研发
Graduate Tracking Survey System（GTSS）	洛克菲勒大学
Harvard Catalyst Profiles Research Networking Software	哈佛大学
HUBzero	印第安纳大学医学院
Services，Pricing & Applications for Research Center（SPARC）	南卡罗来纳大学医学中心
SMART Teams	威斯康星医学院

（七）项目管理工具包：7 项

名称/缩写	CTSA 中心研发
Graduate Tracking Survey System（GTSS）	洛克菲勒大学
HUBzero	印第安纳大学医学院
LIMS- Laboratory Information Management System	埃默里大学
Rapid Response Team Grant Proposal Software	加利福尼亚大学洛杉矶分校
Research Participant Registry	匹兹堡大学
Services，Pricing & Applications for Research Center（SPARC）	南卡罗来纳大学医学中心
Share Center	俄勒冈健康与科学大学

（八）项目计划实施工具包：6 项

名称/缩写	CTSA 中心研发
CDART	北卡罗来纳大学教堂山分校
Clinical Research- Assist（CR-Assist）	埃默里大学
Improvement Science Research Network	德州大学圣安德鲁医学中心
Services，Pricing & Applications for Research Center（SPARC）	南卡罗来纳大学医学中心
Share Center	俄勒冈健康与科学大学
Web CAMP	康奈尔大学维尔医学院

(九)研究项目跟踪工具包：4 项

名称/缩写	CTSA 中心研发
Clinical Research-Assist(CR-Assist)	埃默里大学
Research Participant Registry	匹兹堡大学
Services，Pricing & Applications for Research Center(SPARC)	南卡罗来纳大学医学中心
Web CAMP	康奈尔大学维尔医学院

(十)沟通交流方法工具包：7 项

名称/缩写	CTSA 中心研发
Graduate Tracking Survey System(GTSS)	洛克菲勒大学
Harvard Catalyst Profiles Research Networking Software	哈佛大学
HUBzero	印第安纳大学医学院
PRISM Online Training	华盛顿大学
Share Center	俄勒冈健康与科学大学
SMART Teams	威斯康星医学院
Web CAMP	康奈尔大学维尔医学院

(十一)网络平台工具包：9 项

名称/缩写	CTSA 中心研发
Columbia University Scientific Profile	哥伦比亚大学
CTSA Connect	俄勒冈健康与科学大学
Graduate Tracking Survey System(GTSS)	洛克菲勒大学
Harvard Catalyst Profiles Research Networking Software	哈佛大学
HUBzero	印第安纳大学医学院
Pathology Specimen Locator(SPIN)	哈佛大学
Share Center	俄勒冈健康与科学大学
SMART Teams	威斯康星医学院
VIVO	佛罗里达大学

(十二)专家咨询系统工具包：5 项

名称/缩写	CTSA 中心研发
CTSA Connect	俄勒冈健康与科学大学
Harvard Catalyst Profiles Research Networking Software	哈佛大学
HUBzero	印第安纳大学医学院
Share Center	俄勒冈健康与科学大学
VIVO	佛罗里达大学

(十三) 试验数据分析工具包: 10 项

名称/缩写	CTSA 中心研发
CTSA Connect	俄勒冈健康与科学大学
Genetic Architecture Tool for Analysis of Clinical Abnormalities(GATACA)	辛辛那提大学
Graduate Tracking Survey System(GTSS)	洛克菲勒大学
Harvard Catalyst Profiles Research Networking Software	哈佛大学
HUBzero	印第安纳大学医学院
MURDOCK Study Community Registry and Biorepository	杜克大学
muStat(U-statistics for multivariate Data)	洛克菲勒大学
RED Cap	范德堡大学
Scrubber	哈佛大学
TIES	匹兹堡大学

(十四) 招募研究参与者工具包: 7 项

名称/缩写	CTSA 中心研发
Graduate Tracking Survey System (GTSS)	洛克菲勒大学
MURDOCK Study Community Registry and Biorepository	杜克大学
PRISM Online Training	华盛顿大学
Research Participant Registry	匹兹堡大学
Research Match	范德堡大学
SMART Teams	威斯康星医学院
Study Search	俄亥俄州立大学

(十五) 其他工具或技术: 9 项

名称/缩写	CTSA 中心研发
Core Ordering & Reporting Enterprise System (CORES)	范德堡大学
Clinical Text Analytics and Knowledge Extraction System (CTAKES)	梅奥医学院
FederatedUtah Research & Translational Health Electronic Repository (FURTHeR)	犹他大学
IRBshare	范德堡大学
MURDOCK Study Community Registry and Biorepository	杜克大学
NUCATS Assist	西北大学
PRISM Online Training	华盛顿大学
Bleeding History Phenotyping Tool and Intl Society on Thrombosis and Haemostasis Bleeding Assessment Tool (BAT)	洛克菲勒大学
Web CAMP	康奈尔大学维尔医学院

附录4　NCATS 咨询委员会工作报告—如何评估临床与转化医学基金项目是否成功(How to Succeed in Translational Science)

在本书即将完稿之际，NIH 附属国家促进转化科学中心(NCATS)咨询委员会公布了"如何评估临床与转化医学基金项目(CTSA 项目)是否成功"的工作报告。该报告是 NCATS 咨询委员会根据 IOM-CTSA 2.0 调研报告的建议，开展了近一年的讨论和规划，特别是针对如何建立 CTSA 项目的评估机制，为 NIH 决策层和各个 CTSA 中心提供了 CTSA 2.0 阶段的清晰发展思路和可量化、可评估的核心内容。作为 CTSA 2.0 调研报告中文版的补充，我们也为读者提供此最新进展。

IOM-CTSA 2.0 调研报告评述了 CTSA 项目是 NIH 近年来投资规模最大的项目之一(每年投入大约 5 亿美元)。过去 7 年里，NIH 资助全美范围内陆续成立了 61 所临床与转化医学研究中心，初步形成了临床与转化医学研究的协作平台(CTSA 中心联盟机构)，完成了转化医学学科基本架构的建设以及系统性整合了转化医学研究资源。作为 CTSA 项目监管和执行机构，NCATS 还通过 CTSA 项目资助建立了转化医学教育与培训体系，利用大学院校的转化医学中心培养转化医学研究专业人才，推动了从实验室到病床应用的科研成果转化实践。IOM-CTSA 2.0 调研报告公布近一年以来，NCATS 根据 IOM 建议改革了 CTSA 联盟机构及其附属专业委员会，包括精简 CTSA 联盟机构及其相关人员等；与此同时，也敦促各个 CTSA 中心根据自身优势集中精力思考如何提高转化医学研究的效率。因此，NCATS 期望此咨询委员会工作报告能够进一步明确如何建立"务实、可量化的，以转化产出为目标的 CTSA 项目评估机制。"

在此工作报告中，NCATS 咨询委员会提出了建立 CTSA 基金项目评估机制的 4 项核心内容，即：①专业人员的培养；②转化医学研究协作与参与度；③资源整合效果；④转化医学研究的方法与转化过程。这 4 项核心内容又进一步被细分为可检测的目标及可量化的产出。例如，针对转化医学专业人员的教育与培训，需要考察 CTSA 项目设置的教学课程内容；对于开展转化医学研究协作和参与度，需要体现出 CTSA 项目资助的效率，以及鼓励多边协作和量化参与效果。又如，参与转化医学研究应该包括患者群体和 FDA 监管机构等；资源整合效果，则需要关注针对特殊患者群体开展的转化医学研究活动，如儿童健康的转化医学研究和少数族裔社区参与的转化医学研究项目等。最后，针对转化医学研究的方法和转化过程，则需要评估采用何种方式、方法并且能够加快和促进临床研究试验的进程等。

尽管 NCATS 咨询委员会提出了上述建立 CTSA 项目评估机制的核心内容，但也有不同看法认为：CTSA 项目评估机制仍然没有清晰的评估过程，因为只有了解了转化医学研究过程，才有可能更好地提高科研成果的转化效率。为此，NCATS 建议将此工作报告作为参考进一步开展讨论和交流，以便最终确定和建立 CTSA 项目的评估机制。正如 NCATS 中心主任 Christopher Austin 博士所说"这是一个从 IOM-CTSA 2.0 调研报告启动的、并向前推进转化医学科学的发展方向和指导思想。"

NCATS 咨询委员会工作报告内容摘要

（一）背景

进入 21 世纪以来，科学界愈加期望将实验室的发现和研究新成果应用于提高人类的健康水平或改变疾病诊疗模式，即通过转化医学研究，将更有效的健康模式应用于疾病诊疗和公共医疗事业的发展中去。

转化医学研究作为一项科学实践，包括了探索和认知科学以及将成果转化应用的每一步骤，例如，基础科研人员的突破性研究让我们更加了解了生物特性和人体的生理特征。科研成果的转化即是复杂而又漫长的过程，也是影响社会个体或群体健康发展的关键所在，例如，从疾病的诊断技术到疾病的治疗流程和生活方式的改变等。因此，推动转化医学研究的目的旨在提高社会个体与全体成员的健康水平，而在这漫长而又复杂的过程中能够实现上述改变，最重要的是所有相关人员共同参与。

（二）NCATS 中心的首要任务

NCATS 咨询委员会的工作报告明确了加速转化科研成果与发现进入临床实践是 NCATS 首要任务，而且应当是高效率的。因此，NCATS 完成此任务的关键所在是对 CTSA 项目实施科学化管理，包括建立了全美转化医学研究合作的协同网络；鼓励各个 CTSA 中心认真负责地践行转化医学研究，不断地探讨转化医学研究的创新方法，提高从实验室到病床旁的转化效率。事实上，每个 CTSA 中心都类似于一个"试验室"，尝试着转化医学研究的每一步骤并且不断地优化其转化过程和细节。在遵循政策法规前提下，CTSA 中心不断地推陈出新，总结新知识、新方法和新技术。与此同时，CTSA 中心还通过创新设计来克服目前的以及那些可预见的障碍（例如，IOM-CTSA 2.0 调研报告中所描述的问题）而加速转化过程，最终促进新成果惠及于患者疾病诊疗和提高社区成员的健康水平。从广义上来讲，转化医学研究项目的质量和数量最终都会正向地影响美国公共卫生与医疗健康事业的发展。因此，作为监管和执行机构，NCATS 有着义不容辞的责任来推动临床与转化医学发展，为专业人员提供更加务实的技术服务和支持。

（三）NCATS 对 IOM-CTSA 项目评估建议的反馈

2013 年 6 月，IOM-CTSA 2.0 调研报告建议应建立标准和规范化的 CTSA 项目评估机制以评估各个 CTSA 中心和 CTSA 项目自身的进展状况，从而才能更有效地促进转化和创新研究，确保社区参与转化医学研究的全部过程等。2013 年 11 月，NCATS 邀请具有丰富转化医学研究实践经验的专家学者组建了专家咨询委员会工作小组，以 CTSA 2.0 调研报告为指导核心，探讨了转化医学研究过程中的关键问题和潜在的发展机遇，重新规划了 CTSA 项目的既定目标和可评估的阶段性进展。NCATS 咨询委员会工作小组的建议归纳为此报告内容。

首先，为了实现 CTSA 项目的预期目标，"必须强化 NCATS 对 CTSA 项目和 CTSA 中心的领导力"，这也是 IOM 建议 CTSA 管理模式改进的内容之一。NCATS 通过强化其领导力进一步推动了各个 CTSA 中心彼此之间的全面合作，形成了协同网络并且整合了研究资源。同时，NCATS 为实现其 CTSA 项目的愿景，也展示了一定的灵活性和可操作性，包括加强与 NIH 附属院所和其他研究机构的合作，推广应用创新转化医学研究方法，培养新一代具有创新和转化理念的专业人才等。

NCATS 咨询委员会的工作报告为制订 CTSA 项目战略目标，建立 CTSA 项目可量化和检测的评估机制提供了重要的参考指南。可以讲，这个工作报告为转化医学学科的建设确定了发展架构，最终目标旨在转化医学研究过程中寻求发展机遇，不断完善社会的医疗健康事业。

（四）建立 CTSA 项目评估机制

根据 IOM-CTSA 2.0 调研报告的建议，评估 CTSA 项目首先应当重新审议 CTSA 项目的使命和战略目标，提出更加务实和有成效的项目进展规划和实施方案。为此，借鉴 IOM-CTSA2.0 调研报告归纳的 7 项建议（参见本书正文内容），NCATS 咨询委员会工作小组也提出了 4 项响应建议以期望贯彻和落实 IOM 的建议：

(1) 制订标准化评估机制和程序；
(2) 促进教育和培训方法和内容的创新；
(3) 确保社区参与转化医学研究全过程；
(4) 加强儿童健康的临床与转化医学研究。

除上述 4 项回应建议之外，NCATS 也注意到了 IOM 专家委员会的另外 3 项内容，也积极地实施了改进措施，这 3 项内容是：①强化 NCATS 对 CTSA 项目的领导力；②重组和精简 CTSA 联盟机构；③鼓励和支持建立各具特色的 CTSA

中心。落实这些具体内容不仅需要 NCATS 决策层和 CTSA 中心领导者们的支持，而且也需要所有相关转化医学专家共同携手努力来完成。

为此，NCATS 咨询委员会在召开的第一次面对面交流会议，即讨论了如下问题：

(1)教育和培训；

(2)协作和合作伙伴关系；

(3)社区参与涉及的相关人员；

(4)在学院环境下开展转化医学研究实践；

(5)开展生命周期全程和特殊种族群体的转化医学研究；

(6)资源；

(7)尝试性转化医学研究项目。

NCATS 咨询委员会认为上述最后两项内容(资源和尝试性转化医学研究项目)是 CTSA 项目总体层面上的问题，应由 NCATS 承担并给予实施。NCATS 领导也意识到咨询委员会的咨询工作在这些领域的改革还将起到相应的影响力。

NCATS 咨询委员会也期望具体规划上述其他内容(上述 1～5 项)。根据 IOM 调研报告的建议，NCATS 咨询委员会进一步制订和规划出了 4 个战略发展目标。这 4 个方面内容的具体阐述如下：

1. 专业人员的教育和培养（Personnel Development）

目标：培养转化医学研究专业人员，使他们具备开展转化医学研究的知识与必要技能。

实施目标应聚焦如下内容：

(1)创建一个能够体现转化医学研究的优良环境。所有关注和参与转化医学研究的人员都能够感受到这种特殊环境或氛围是有意义和务实的；

(2)培育具有全球战略视野的转化医学领军人物；

(3)培训转化医学的专业技术人员，不仅仅是为了今天，也是明天的需求。

2. 协作与参与（Collaboration/Engagement）

目标：NCATS 的核心领导和决策层应积极参与和鼓励协作，以推动转化医学研究实践。

实现目标应聚焦以下内容：

(1)与所有相关社区和团体开展协作,鼓励他们积极参与转化医学研究的全过程；

(2)建立并发扬团队科学精神，并使之成为学院派科研协作的模式；

(3)确保所有转化医学团队的研究合作与模式贯彻始终如一,共享领导机制成为转化医学领域中合作与发展的主流。

3. 协同整合（Integration）

目标：转化医学实践是一项交叉与整合学科和不同发展阶段，涉及复杂的人口与社区群体和个体的协同实践活动。

实现目标应聚焦以下内容：

为促进健康事业的发展，整合转化医学研究的全程领域。关注不同疾病和不同诊疗过程中特殊群体的转化医学研究。使转化医学研究实践成为一项无缝隙且连续性的全过程。

4. 方法与过程（Methods/Processes）

目标：拓展转化医学研究的科学方法本身就是最好的促进成果转化实践。

实现目标应聚焦以下内容：

（1）发挥 CTSA 项目整合协同机制，为科研机构及其人员提供转化医学研究的最佳方法，最终发展成为社会的无形资源而带动社会健康水平的不断提高；

（2）将 CTSA 项目的创新和延伸的新知识和新技术迅速地转化应用于改善公共卫生和医疗健康的现实实践中去；

（3）研发转化新技术和方法、数据管理和分析方案，以及信息资源管理，用于提高和改善转化医学研究人员的科研实践和技术应用；

（4）为加速转化医学的发展而集成建立更全面的数据辅助系统或信息资源。

NCATS 制订的策略和预期目标是为 NIH 和 NCATS 决策层，以及专家咨询委员会制订出长远战略规划。与此同时，也针对 CTSA 项目建立起来了以结果为循证的问责评估机制，设置了可检测和量化的客观指标和任务。